Der
Doctor Benassis.

Nach

deBalzac's Médecin de campagne

frei bearbeitet

von

Karl von Lützow,

Großherzogl. Meckl. Schwerinschem Schloßhauptmann und Kammerherrn, Ritter des Königl. Preußischen St. Johanniter-Ordens, der Königl. Societät der Wissenschaften zu Göttingen correspondirendem, der Königl. Dän. Nordischen alterthumswissenschaftlichen Gesellschaft zu Kopenhagen, der Gesellschaft für Pommersche, wie auch des Vereins für Meckl. Geschichte und Alterthumskunde ordentlichem Mitgliede.

Erster Theil.

Berlin, 1837.
Bei G. Reimer.

Der
Doctor Benassis.

Inhaltsverzeichniß.

Seite

Druckfehler des ersten Bandes.

S. 6 Z. 5 v. unt. steht „Bild" statt „blind."
= 8 = 8 = = = „sobald — „alsobald."
= 9 letzte Z. v. unt. st. „Vierspann" statt „Vierge- spann."
= 12 Z. 9 v. oben steht „Duldner" statt „Dulder."
= 13 = 15 = = = „Himmels" — "Heilands."
= 27 = 10 = unt. = „Ibrigen" — „seinigen."
= 43 letzte Z. v. unt. st. „vorgenommenem" statt ver- „nommenem"
= 45 Z. 7 v. unt. muß das Komma nicht nach „bil- den," sondern nach „nämlich" stehen.
= 54 = 6 v. oben steht „Ermair" statt „Ermaire."
= 54 = 11 = unt. = „äußere" — „äußerer."
= 107 = 11 = oben. = fehlt zwischen „und" u. „kann„ „ich."
= 124 steht im Motto „Camily" statt „Family."
= 135 Z. 14 u. 15 v. o. fehlt zwischen „blank" und „sauber" das Wort „und."
= 139 Z. 13 v. o. steht „Mann" statt „Manne"
= 149 ist in der Note „du'ne" statt „d'une", und in der zweiten Reihe des Verses „la" statt „de" gedruckt.

I.

Ein Soldatenleben wie es wenige giebt.

Und sezet ihr nicht das Leben ein,
Nie wird euch das Leben gewonnen seyn.
Chor aus Schillers Wallensteins Lager.

An einem milden Frühlingsmorgen des J. 1829 durchritt ein etwa Funfziger, auf seinem Wege in den nächstgelegenen Flecken, die Ebene von Grenoble, des schönen Frankreichs malerisches Land, das die Natur wie Menschenhand begünstigt, das Wald und Berg und Bach durchkreuzt, des Südens Blüthenduft erfüllt und eine fleißige Bevölkerung bewegt.

Er war mit Sauberkeit in Dunkelblau gekleidet, mit schwarzer Binde um den Hals und gelbgefärbten Handschuhen von Gemsenhaut versehen; doch schien sein Pferd, lichtbraun und fein von Haar, mit größerer Sorgfalt noch gestriegelt und gezäumt; auch war mit zierlichem Pistolenhalfter und behendem Mantelsack der Sattel fest umgürtet. Auf diesem aber saß des Renners Herr, wie altgediente

Reiteroffiziere darauf zu sizen pflegen. — Braun von Gesicht und pockennarbig, von ernsten, regelmäßigen Zügen und ausdrucksvoll in Blick und jeglicher Bewegung, war er ein echtes Kriegerbild, das auch die längsten Friedensjahre nicht verwischen.

Ihm, der die Welt im Sturmschritt der Kaiserkriege sah, war der duftige Teppich jener Landschaft, der Zauberschein der Berge im kristallenen Rieselbach, der Alpensaum am fernen Horizont kein Gegenstand des Staunens. Auch hatte ohnehin der mächtige Kaiser die Empfindung des Erstaunens aus der Seele seiner Krieger wie vertilgt, und stammte eben daher jene Ruhe in dem Wesen aller Männer, welche einst dem Fluge der dem Auge zwar entschwundenen, doch unsichtbar fortlebenden Kaiseradler folgten. Sie werden jezt schon selten jene Krieger, die, troz kühnen Muthes und tausend Kriegsgefahren in Napoleon's heißen Schlachten, des Feindes Kugel wunderbar verschonte; von ihnen aber war unser Fremdling einer. Sein Leben bietet des Ausgezeichneten nur wenig dar: denn von der Picke an als tapferer Haudegen im Dienst und Tag und Nacht auf seinem Posten, that er nur überall seine zugemessene Pflicht; wohin er aber traf, da fleckte es.

Den Brustschmuck des Offizierkreuzes der Ehrenlegion am rothen Bande trug er, nach dem einstimmigen Ausspruch seiner Regimentscameraden, daß er der würdigste gewesen, aus dem blutigen Gemezel an der Moskwa davon; und nur auf diesem Wege konnten äußere Ehren dem zu Theil werden, der, wie er, den Wenigen angehörte, die, scheinbar unempfindlich, schüchtern, in sich so zufrieden und genügsam wie verschlossen, der Gedanke, irgend Etwas nachzusuchen, schon beleidigt. Aber eben deshalb auch gelangte er zu seinen vier Dienstgraden anders nicht als auf dem Schneckengange der Dienstjahre. Unterlieutenant seit dem Jahr 1802, war er im Jahr 1829 dennoch erst Schwadronschef, als schon sein Knebelbart ergraute.

Dagegen aber lag sein Leben fleckenlos und rein vor aller Welt, so daß das ganze Kaiserheer, vom Gemeinen bis zum Chef, seine Hochachtung ihm zollte und mancher Vorgesezte ihn beneidete. Dem Plündern und Berauben, selbst der Feinde, abhold, soweit der Lebensunterhalt für Vieh und Menschen es nicht heischte, ward er von jedermann bewundert, und in der Kunst erfahren, die Menge zugleich mit Nachsicht und mit Strenge zu behandeln, durch die fast kindliche Liebe dieser hochbelohnt. Er war ja selber einst Soldat wie sie gewesen und hatte die trüben Freuden wie das glanzvolle Elend, die verzeihlichen wie die sträflichen Verirrungen des Soldatenlebens wohl erkannt!

Es war sein Grundsaz, über sich und seine Schicksale das tiefste Schweigen zu beobachten; und, wie die meisten Krieger aus der Kaiserzeit, die die Welt fast immer nur im düsteren Pulverdampfe, im heiteren Glanz des Friedens nur auf Augenblicke sahen, so war auch er stets unbeweibt geblieben und später fast zum Weiberfeind geworden. Daher denn aber auch die Frage, ob unser Rittmeister in seinem langen Kriegsleben je ein Liebesabenteuer hatte, hier ohne Antwort bleiben muß. Josephs Genesta's ganzes Wesen war so überaus gewöhnlich, so sehr von aller Poesie entblößt, daß man in einem Kriegsroman ihn zwar Bayard, den prunklosen und stillen nannte, im Alltagsleben aber nur den Leuten beigesellen kann, die man dickfellig heißt.

Obgleich sein Sold seine einzige Einnahme ausmachte, so hatte er doch immer Geld vollauf, nicht selten ein ganzes Jahrgehalt erspart. Er war ein kalter Speculant, der sich, auf Gegenwart und Zukunft wohlbedacht, so gut beim Kartenspiel und Wetten wie bei dem ernstesten Geschäft stets festgeschlossen hielt. Des Geizes hätte er darob verdächtig werden können, wenn nicht gar viele Züge von reinster Uneigennüzigkeit und wahrhaft brüderlicher Hingebung, wodurch er unglücklich gewordenen Cameraden aus der Noth half, das Gegentheil und auf gar edle Art bewiesen, wie nachsichtsvoll, wie zart und selbstverleugnend er gesinnt war. Im Heere sah er seine Heimat, im Regiment, bei dem er stand, den liebsten Kreis der Seinigen; und diese fürchteten nichts mehr als daß der väterlich geliebte Freund, über kurz oder lang beim Eingang des Staabsoffizierpatentes, mit der gemächlichen Pension, die ihm gebürte, den undankbaren Friedensdienst vertauschen möchte.

Nannten auch wohl dann und wann, zumal nach abgelaufener Uebungszeit, die jungen Offiziere ihn den steifen Schulpedanten, den trockenen Philister, den hausbackenen Knasterbart, so fiel des Kenners Urtheil doch ganz anders aus: ihm konnte jener sichere Blick, womit Genestas den Nagel auf den Kopf traf, jener sinnige Ausdruck, der seinem Wesen eigenthümlich war, so wenig als, im Augenblick der Aufwallung, des dunklen Auges Bliz und seiner Rede Donnerton entgehen. Auch offenbarte Genesta's hochgewölbte Stirn gar unzweideutig jene Kraft, die auch den stärksten Sturm des Innern beschwört und in des Herzens Tiefe birgt, die Kraft, die mit der Angewöhnung an des Krieges unvorherzusehende Leiden und Gefahren er theuer zwar, doch unveräußerlich erkauft.

Demungeachtet war Genestas keineswegs vollkommen: mistrauisch durch und durch, dem Jähzorne ergeben, voll Eigensinn, rechthaberig selbst gegen bessere Ueberzeugung, und sinnlosen Vorurtheilen anklebend. Auch hatte er im Lagerleben zwar das Trinken lieb gewonnen, jedoch verlor er dabei nie das Offiziers=Decorum aus den Augen; er schien dann nachdenklich zu seyn, war ernster und verschlossener als je. Und eben so verstieß er niemals gegen das, was gute Sitte und Gesellschaftshöflichkeit erheischt, nur blieb sein Anstand steif soldatisch. Sein heller Kopf verhalf ihm nicht allein zu mannigfaltiger Kenntniß in der praktischen Kriegslehre, sondern auch — was bei gänzlichem Mangel irgend einer Vorbereitung mehr sagen will — zur Erwerbung der schwierigen Thierarzneikunst. Ob aber Cäsar von Geburt ein Römer, und Alexander ein Grieche oder Macedonier gewesen, das wagte er, zufolge seines arg vernachlässigten Schulcursus, nicht zu sagen und zog sich deshalb, bei wissenschaftlichem Gespräche nur dann und wann beifällig nickend, in jene Schweigsamkeit, die ihm natürlich war, zurück.

Als Napoleon am 13ten Mai des Jahres 1809, von Schönbrunn aus, seinen Heeren im Siegesbülletin verkündete, „die Erzherzoge hätten, gleich Medea, ihre Kinder mit eigener Hand erwürgt," da schämte sich Genestas, zum Oberlieutenant jüngst ernannt, Medeens Abkunft wie überhaupt des Gleichnisses Bedeutung zu erfragen; er las darin, dem Genius des Kaisers Bild vertrauend, nur offizielle Wahrheit und hielt deshalb Medea für eine Erzherzogin von schlechtem Rufe. Nichtsdestoweniger aber wurmte ihn, in kriegswissenschaftlicher Hinsicht, die Sache fort und fort, bis er nach Jahren erst so glücklich war, Aufschluß zu finden, als eines Tages der Pariser Bühnenzettel die Raucourt als Medea nannte. Da eilte er in die Loge und ließ von unbekanntem Nachbar die alte Mythe sich erzählen; in seinem Kämmerlein daheim nahm er sich aber ernstlich vor, die Versäumnisse der Jugend durch fleißiges Lesen möglichst nachzuholen; und wahrlich — Genestas war der Mann nicht, der, bei Verfolgung seines vorgesteckten Zieles auf halbem Wege stehen blieb.

Ob auch bei seinem gegenwärtigen Ritte, wollen wir sehen.

II.

Das Mutterherz.

> Ich hatte mit dem Kinde wohl meine liebe Noth,
> Doch übernähm ich gern noch einmal alle Plage,
> So lieb war mir das Kind.
>
> Aus Göthe's Faust.

Es kam ihm dieser schon geraume Zeit viel länger vor als er gedacht, zumal da er noch ohne Morgeninbiß war. Er hielt deshalb bei einer Bauernwohnung an, in welcher er, des Kochgeschirrs, das in der Sonne trocknen, der Wäsche aller Art, die auf der Hecke bleichen sollte, des Haus- und Feldgeräths, das umher lag, und endlich auch des Unraths wegen, das mit Rosen und Jasminen in die Wette eiferte, auf Menschendaseyn schloß. Er irrte nicht, denn obgleich zuerst ein Mastschwein, im Miste aufgeschreckt, mit Grunzen ihn und sein Roß begrüßte, so trat doch sobald eine junge Bäuerin hervor, der flugs ein Viergespann muthwilliger Knaben, Teufelchen mit Engelsköpfen, folgte.

Auf seine Bitte um ein Glas mit Milch, that das Mädchen einen lauten Schrei, worauf ein älteres Weib an der Thürschwelle erschien; und jene eilte in den Stall, Genestas, der genug mit seinem Gaul zu thun hatte, damit er keines der Kinder treten oder schlagen möchte, mit dem Finger an die Alte weisend.

Doch diese schlug ihm seine wiederholte Bitte rundweg ab, weil's, wie sie sagte, dann nichts zu buttern gäbe, und blieb dabei selbst als der Rittmeister im Absteigen ein gut Stück Geld für ein Glas Milch ihr bot.

Die Knaben hielten alle viere sich zu ihr wie Kinder zu der Mutter und schienen alle desselben Alters doch zu seyn. Dies fiel Genestas auf, der vollends noch ein fünftes jüngeres Kind, den Liebling Benjamin, ein schwaches, blasses, kränkliches und hülfsbedürftiges Wesen, das sich am Rockschoos der Alten hielt, entdeckte.

Er trat in's ärmliche Gemach, wo, über rauhem Estrichboden und vier schmuzig-weiße Wände entlang, ein Backtrog, ein großes Salzfaß, ein Tiegel und einige Kessel nebst anderem Hausgeräthe hingen, den Vorsprung des Camins ein grell bemaltes gypsernes Madonnenbild verzierte, den düsteren Hintergrund ein breites Himmelbett, drei wakkelige Stühle, ein morscher Tisch und Hakenbörte füllten.

Er sezte sich in eine Ecke des Camins, die seltsame Umgebung zu betrachten.

Kaum war die Frau, mit dem grindigen Benjamin am Arm, in ihre Milchkammer getreten, als das Vierspann der kecken Buben, dem wilden Jäger gleich, sich auf das Mastschwein stürzte, das aus Geselligkeit und nicht zum ersten Male, wie es schien, die Thürschwelle betrat, und siegreich dann gewaltsam in die nahe Vorrathskammer drang, wo, zu des Rittmeisters Ergözen, es sich in aller Eile mit trockenen Pflaumen Mund und Taschen füllte.

— Die Schufte!... rief die Mutter im Hereintreten; und gelber noch als es gewöhnlich war, färbte der Aerger ihr Gesicht. Sie packte die Jungen einzeln bei den Kragen und stieß sie, doch ohne ihnen die gemachte Beute abzunehmen, zur Thür der Vorrathskammer aus.

— Ei, ei! was treibt Ihr da, Ihr ungezogenen Bälger!...

— Die Taugenichtse wären am Ende noch im Stande, ehe man sich versieht, den ganzen Vorrath aufzunaschen!.. fuhr sie, zum Rittmeister gewèndet, fort und stellte dann, sich auf den nächsten Schemel sezend, ihr Würmchen vor sich hin, um es mit weiblicher Gewandheit und mütterlicher Sorgfalt zu waschen und zu kämmen; die vier durchtriebenen Näscher aber hokten und rekelten, gar schmuzig und roznasig, der eine hier, der andere dort, bald unter'm Tisch, bald auf dem Himmelbette, in diesem oder jenem Winkel, um neuen Muth zu schöpfen.

— Sind das Eure Kinder? fragte der Rittmeister die Frau.

— Nein, mein Herr! gab sie zur Antwort; es sind Kinder, die in's Findelhaus gehören, das mir drei Franks und ein Pfund Seife für jedes monatsweise giebt.

— Reicht denn das hin, die Rangen satt zu machen? —

— So fragt stets Herr Benassis auch. Was will man aber machen, wenn Andere es für diesen Spottpreis thun? Man will doch Kinder haben, und sollte man die Milch auch gratis ihnen geben! ... I nun, drei Franks sind immer mitzunehmen, es sind doch funfzehn alle Monat, die Seife ungerechnet .... ja, ja! wir armen Bauersleute haben's lange zu berechnen und uns die Köpfe zu zerbrechen, ehe wir auf zehn gewisse Sous es täglich bringen können!

— Habt Ihr denn Ackerland?

Ach nein, mein Herr! Zu meines Mannes Seliger Zeiten wohl; doch seit er todt ist, zwang mich das Unglück zu verkaufen....

— So müßt Ihr Schulden machen?

— Ja wohl! Sylvester kommt nicht ohne Schulden hier in's Land; der Himmel will's nicht anders! zwei Kühe, und ich und meine Tochter, das ist Alles! wir sammeln in der Ernte die Aehren von der Stoppel, im Winter trockne Reiser aus dem Walde, und Abends spinnen wir. Der Himmel bewahre uns vor einem zweiten Winter, wie der lezte war! er kostet mich für Mehl noch fünfundsechzig Franks, die ich dem Müller schuldig blieb. Zum Glück ist's der Müller unsers Herrn! und dieser, der Herr Benassis nämlich, ist Freund der Armen. Er, der noch niemand je gemahnt, wird nicht bei uns beginnen; und thäte er's, so hat die rothe Kuh gekalbt und hilft die Schuld abtragen.....

Während so die geschwäzige Bäuerin, ihren kleinen Duldner kämmend, den ernsten Fremdling vertraulich unterhielt, hatten die vier größeren Waisenknaben, deren einziges Erdenband die Liebe einer Pflegemutter war, ihr Naschwerk aufgezehrt und Eines Sinnes ihren Blick zur lockeren Thürklinke gewandt, die schwach genug den süßen Raub verbarg.

Doch diesmal merkte die Mutter die Gefahr.

— Wartet, Spizbuben! — Mit diesen Worten sprang sie auf und stieß den Größten behende auf den Flur; die Andern mukften nicht.

— Sie quälen Euch wohl arg?

— O nicht doch, Herr! nur jezt, weil sie das Naschwerk riechen; sie würden todt sich darin essen, wenn man sie gehen ließe!

— Habt Ihr sie lieb?

Bei dieser Frage schlug das Weib, gar freundlich lächelnd, die Augen in die Höhe und sagte:

— Ja, Herr, ich hab' sie lieb!...

— Drei habe ich schon wieder hingegeben, fügte

seufzend sie hinzu; denn nur bis zu ihrem sechsten Jahre sind sie mein....

— Habt Ihr kein eigenes Kind?

— Auch hingegeben!...

— Wie alt seyd Ihr? fragte der Rittmeister, um die durch seine lezte Frage schmerzlich Getroffene zu zerstreuen.

— Bin achtunddreißig Jahre alt, und kommenden Johannis sind's zwei Jahre, daß mein Mann gestorben ist.

Das kranke Kind war fertig und sah sie zärtlich an, als sie es voll Wehmuth an sich drückte.

O welch ein Leben voll Mühe und Entsagung! sprach Genestas bei sich selbst.

Und wahrlich, wie an des Himmels Krippe, so gleichfalls unter diesem Hüttendache gingen, in demuthsvoller Heimlichkeit und Freude, die schwersten Mutterpflichten in Erfüllung; hier schlug wie dort das reinste Herz; der süßeste Reichthum lag neben bitterster Entbehrung!..

Wohl niemand würdigt besser als der Krieger die Seelengröße, die oft ein Bauernkittel birgt, die echte Christenliebe, die unter Lumpen seufzt. Im todten Buchstab, goldenen Schnitt und zierlichen Einbande zeigt allenthalben sich die Schrift, hier aber deren Geist.

Unmöglich ließ, beim Anblick dieses zur Mutter gewordenen Weibes, wie Christus Mensch geworden, der armen Bäuerin, die Aehren las, sich härmte und freiwillig Schulden machte, um an fremden Waisen Mutterpflicht zu üben; unmöglich ließ die unsichtbare Einwirkung des Himmels, der harmonische Zusammenhang der Guten dieser Erde mit einer höheren zukünftigen Bestimmung sich verleugnen!

Genestas war im Anschauen der guten Frau, kopfschüttelnd, wie versunken.

— Ist Herr Benassis ein geschickter Arzt? fragte er dieselbe.

— Das kann ich Euch nicht sagen, Herr, wohl aber weiß ich, daß er die Armen unentgeltlich heilt....

— Das spricht für ihn..

— Was wollt' es nicht! Auch ist er wahrlich ein gar braver Mann, den jedermann in sein Gebet einschließt.

— Nehmt dies für Euch, mein Mütterchen, und diesen Thaler für die Kinder!... sagte darauf, mit einem Händedruck voll Geld, der Rittmeister im Herausgehen.

— Habe ich noch weit bis zu des Arztes Wohnung?

— O nein, mein Herr! ein Stündchen kaum...

Das heißt zwei Stunden, dachte im Aufsizen der erfahrene Genestas.

III.

Die Nachfrage.

Kennst du das Haus?
Aus Göthe's Wilh. Meister.

Er war indeß nicht lange geritten, als er an eines Feldwegs tiefem Ausgange eine enge Schichte rother Ziegeldächer und einen blank verblechten Glockenthurm, die Bauart an Savoyens Grenze, fand. Dies mußte der Flecken, den er suchte, seyn.

— Wo ist des Herrn Benassis Haus? rief er den Knaben zu, die unweit des Weges im Ulmenschatten lagen.

Nachdem sie lange den seltenen Fremden angestiert, gezischelt, gelacht und sich geberdet und einer den andern vorgedrängt, stand der Gefaßteste von ihnen endlich Rede und erbot sich ihm zum Führer.

Mit wichtiger Miene und ungeduldiger Hast zog er quer durch den Ort vorauf, wie holperig auch und schlüpferig die Gossen und das Straßenpflaster waren. Auch durch den neueren Theil des Fleckens ging es durch, doch besser, denn die Straßen waren breiter, reiner, ebener; und endlich langten sie am Fuße eines ausgedehnten Hügels an, der mehrere getrennte Meierhöfe mit Feld und Gartenland enthielt.

Hier stand der Knabe still und sprach:

— Da ist das Haus, mein Herr!

Er nahm sein Trinkgeld hin, doch ohne viel zu danken; es schien ihm wichtiger zu sein, was aus dem Fremden würde, zu erfahren; und dieser überzeugte sich, daß ländliche Einfalt und Genügsamkeit am sichersten vor Habgier wie vor Bettelarmuth schüzen.

Eine Mauer mit einem Gitterthore zog sich rings um Haus und Hof, zwar nicht verfallen, doch nur zur Nothdurft unterhalten; das Thor war altmodig, grau verschossen, nach innen dicht, nach außen mit gelben Stäben ausgeziert, und lag in gerader Richtung mit der Hausthür. An dieser aber war der Zahn der Zeit mit seinen Helfershelfern, den nagenden Holzwürmern, den schwammigen Auswüchsen, dem Sonnenschein und Regen, doppelt sichtbar; und eine Menge Zwerggesträuche, die ringsum wucherten und rankten, und Aloe- und Acazienstauden trugen noch zur Misgestalt des Hauseinganges bei.

Ein solcher Grad von Sorglosigkeit nahm unsern Reisenden nicht wenig gegen den Hausbewohner ein und zwang ihn unwillkürlich, seine Hoffnung als Täuschung aufzugeben. Wir Menschen sind gewohnt, die Andern nach uns selber zu beurtheilen; und trifft es sich, daß wir sie unsrer eigenen Fehler nachsichtsvoll freisprechen, so zeihen wir sie desto strenger des Mangels unsrer Tugenden. So sollte, nach Genesta's Meinung, Herr Benassis ganz besonders sorgsam und ordnungsliebend seyn; und doch bewies der Zustand seiner Hausthür das gerade Gegentheil. Deshalb schloß nun aber der pedantische Kamaschenknecht auch ohne Weiteres von der Hausthür auf Lebens- und Sinnesart des Unbekannten überhaupt. Und in der That er irrte nicht.

Weil nämlich Einer Sorglosigkeit stets eine zweite folgt, so stand das Thor weit auf. Genestas trat demnach, im Vertrauen auf diese Bauerneinfalt, ohne Weiteres in den Hof, wo seinen und seines Braunen Blick sogleich ein Lieblingsgegenstand, ein Pferdestall, aus dem Gewieher kam, anzog. Ein alter Reitknecht trat hervor, in jener rothen Landesmüze nach phrygischem Modell, worin unlängst die Freiheit sich verkappte; und sagte freundlich:

— Gilt's dem Herrn, so sey der schöne Braune hier willkommen; wir haben reichlich Plaz!

— Schon recht; doch laßt zuvor mich sehen, war des bedächtigen Reiters Antwort, der jedoch, nach eingenommenem Augenschein, nicht anstand, sein Pferd in den so räumlichen als reinlichen, mit Streu vollauf versehenen Stall zu ziehen, den nur zwei wohlgenährte, ruhige Klepper inne hatten.

— Der Herr ist in die Mühle dort spaziert, fuhr jener fort, wohin Sie ihm auf jenem Wiesensteige folgen können, falls Sie nicht vorziehen, ihn im Hause zu erwarten; — mit welchen lezteren Worten zugleich auch eine Dienstmagd, die auf der Haustreppe erschien, Genestas gern begrüßt hätte.

Doch dieser, Ersteres wählend, schlug ungesäumt den Thalweg außerhalb des Fleckens ein, der, einen rauschenden Bach entlang, durch eine paradiesische Landschaft, diesseits zu einer romantisch gelegenen Mühle, jenseits zu einem Duzend verlassener, von Thüren und Fenstern entblößter Hütten, den Trümmern eines Dorfes mitten zwischen frisch bebauten Fluren führte.

Der Anblick von Zerstörung wirkt überall erschütternd, als Bild des Unglücks, das jedermann nach seiner Weise fühlt. So gedenken wir auf Kirchhöfen des Todes, auf der öden Stätte eines verlassenen Dorfes des Lebens Mühen, dort also eines für uns Alle unausbleiblichen dunkeln Augenblickes, hier dagegen einer Centnerlast, die unsern Kräften unerträglich, unsrer Kurzsichtigkeit endlos erscheint. Und eben dieses Endlose ist es, was das Geheimnis tiefer Schwermuth in sich schließt!

Wie räthselhaft dem Rittmeister die vor ihm liegende Verwüstung auch erschien, so fragte er dennoch, bei der Mühle angelangt, fürerst nur nach dem Herrn Benassis.

— Er ist schon nicht mehr hier, antwortete der Müller. Bei jenen Trümmern aber werdet Ihr ihn finden.

— Hat das Feuer jenes Dorf zerstört? fragte Genestas.

— Nein, mein Herr.

— Wie kommt es denn, daß es so....

— Nun, das wird Euch Herr Benassis sagen! sprach der Müller achselzuckend im Hereingehen.

IV.

Der Mensch.

O lös't mir das Räthsel des Lebens,
Das qualvoll uralte Räthsel: —
Sagt mir, was bedeutet der Mensch?
Woher ist er kommen? wo geht er hin?
H. Heine.

Der Rittmeister eilte über eine von einzelnen großen Feldsteinen gebildete Brücke in das jenseit des Mühlbachs in Trümmern liegende Dorf, wo er den Doctor finden sollte. Er sah auch bald in einem der ersten Häuser, dessen Strohdach unversehrt und mit dichter Moosdecke überzogen war, ein helles Feuer in russigem Camine brennen und neben diesem ein Krankenbett, an welchem eine Bäuerin kniete und ein Mann, dem Camine zugewendet, stand.

Eine einzige kleine Stube bildete des inneren Hauses ganzen Raum, den der linnene Vorhang eines schmalen Fensters unheimlich düster machte. Der Boden war gestampfter Lehm, ein Stuhl, ein Tisch, ein schlechtes Bett das ganze Hausgeräth, so daß sogar die russischen Bauernhöhlen dem Rittmeister so dürftig nicht erschienen waren. Nichts gab von menschlicher Lebensweise, kein Handwerkszeug, kein Kochgeschirr, hier Zeugnis. Es war recht eigentlich ein Hundehaus im Großen, woran der Trog nur fehlte; und ohne das nothdürftige Bett, den alten Kittel, der am Nagel hing, das Paar mit Stroh gefütterter Holzschuhe, des Kranken einzige Kleidung, wenn er das Bett verlassen konnte, würde diese Hütte öde und leer wie alle übrigen erschienen seyn.

Das alte knieende Weib hielt des Kranken Füße mit Sorgfalt in einer von bräunlichem Wasser angefüllten Wanne fest nmklammert, während der daneben stehende Mann bei dem ungewohnten Sporenklirren, das sein Ohr traf, sich verwundert nach dem Eintretenden umsah.

— Ohne Zweifel, redete ihn dieser an, sind Sie der Herr Benassis, und hoffe ich, daß Sie des Fremden Ungeduld verzeihen, die lieber inmitten Ihres edlen Berufes Sie aufsuchen als zu Hause erwarten wollte. Doch darf ich Sie nicht stören; und erst, wann Sie hier fertig sind, erzählen, was mich zu Ihnen führt.

Mit diesen Worten sezte sich Genestas auf den Rand des leeren Tisches. Das Caminfeuer flakerte hoch auf und erhellte mehr als das Tageslicht das düstere Gemach. Zugleich auch ließ es ihn das Aeußere des Mannes auf's Deutlichste erkennen, zu dem er wunderbar sich hingezogen und dessen geheimnisvolles Wesen zu beobachten und möglichst zu ergründen er sich gedrungen fühlte.

Der Doctor Benassis — denn dies, ein schlichter Landarzt nämlich, war er und nichts weiter — blieb wie bisher vor seinem Kranken stehen und schien auf Genesta's Worte kaum zu achten; er grüßte ihn zwar, doch ohne seine Anrede mit einer Sylbe zu erwiedern und das mindeste Arg aus seiner unverrückten Beobachtung zu haben. Er war von mittlerer, untersäziger, breitschulteriger Statur; wie jedoch im Einzelnen gebaut, und wie von Haltung und Bewegung, verbarg ein langer, grüner, bis an den Hals fest zugeknöpfter Oberrock. Nur das Gesicht, im Schein des Ofenfeuers, trat hell und scharf hervor. Es glich den Satyrmasken mit eingedrückter Stirn voll mehr oder minder sprechenden Erhöhungen, mit aufgestuzter, am Ende flach gespaltener Nase, hohen Backenknochen, viereckigem Munde, rothen aufgeworfenen Lippen, scharf vorstehendem Kinn, und dunklen Feueraugen, deren Perlenweiß noch den natürlichen Glanz erhöhte. Das einst schwarze, jezt ergraute Haar, die tiefen Runzeln, die buschigen Augenbrauen, die kulbige Nase, die gelbe Farbe des Gesichts, dies Alles deutete auf funfzig Jahre und mühselige Berufsgeschäfte hin. Des Kopfes Fähigkeit ließ sich zwar nur vermuthen, da eine tiefe Müze ihn umschloß, doch war er augenscheinlich, troz der Hülle, groß, ein kantiger Kopf, wie ihn das Sprichwort nennt.

Ein Räthsel war Benassis für Genestas, für ihn, der im Umgange mit Männern aus Napoleon's geistigem Kreise, die Züge derer, die zu großen Dingen auserſehen waren, von denen aller Uebrigen zu unterscheiden wohl gelernt hatte; und mit Verwunderung sprach er, bei dem Anblick dieses ungewöhnlichen Gesichtes, zu sich selbst: „welcher leidige Zufall ließ doch diesen Mann als simplen Landarzt hier versauern!“

V.

Kein Leben und kein Tod.

O Tod! wo ist dein Stachel nun?
Wo ist dein Sieg, o Hölle?
I. Cor. 15. 55.

Je unzweideutiger das ganze Wesen dieses Arztes das Gepräge eines seltenen Menschenlebens trug, um desto unwiderstehlicher zog es Genesias zu dem Schauplaze seiner Thätigkeit, dem Sterbelager eines schon an sich merkwürdigen Kranken, hin. Der alte Kriegsmann hatte mancherlei Gestalten des Entsezens und Erbarmens schon gesehen, doch machte die Erscheinung eines menschlichen Gesichtes, das kein Fünkchen Geist jemals erhellt und das von stetem Leiden bleich und stumm geworden, mit Einem Worte, das ausdruckslose, völlig thierische Gesicht eines alten sterbenden crétin, ihn stuzen und erbeben. Diese Spielart in der Menschenschöpfung war ihm noch nicht begegnet. Er schauderte daher so unwillkürlich als natürlich bei dem Anblick einer Menschenstirn, die aus zwei dicken, runden, faltigen Häuten nur bestand, zweier Augen, die denen eines gesottenen Fisches glichen, eines platt gequetschten, von sinnlichen Organen schier entblößten Kopfes, den das erstorbene Haar ganz spärlich nur bedeckte, kurz, eines menschlichen Geschöpfes, das in allen Gliedern misgestaltet, vernunft- und sinnlos und eben deshalb auch taubstumm von jeher war *). Auch kam es ihm un-

*) Der Kretinismus oder die Trottelkrankheit ist eine absolut unheilbare Krankheit, deren Haupt-, wenngleich keineswegs alleiniger Siz der menschliche Kopf ist. Es bildet vielmehr der ganze Körper der mit diesem furchtbaren Uebel Behafteten eine durchaus regelwidrige Gestalt: beinahe jeder Knochen ist verunstaltet, besonders sind die des Schädels unausgebildet, verschoben, verwachsen. Die Stirn ist niedrig, schmal, flach; doch artet der Kopf nie in Monstrosität aus, bleibt aber auch nie abnorm klein. Die Kretins oder Trotteln sind, mit seltenen Ausnahmen, alle taubstumm und lassen ihre dicke, wulstige Zunge, die nur lallt oder widerlich-hohle Töne hervorbringt, oft lange willen- und bewußtlos aus der Mundhöhle hängen. Schwere, insbesondere fette Speisen sind fast die einzigen, die sie reizen können. Dagegen ist der Sinn des Geruchs feiner und empfindlicher. Der Schlaf scheint das eigentliche Lebenselement dieser unglücklichen Kranken zu seyn, denn sie können ganze Nächte tief und ununterbrochen durchschlafen und sind schwer zu erwecken. Ihr Gang ist mit gebogenen Knieen, vorgebeugtem, schwankendem Oberleibe und wackelndem Kopfe, auch meistens wie zum Bergsteigen hoch gehobenen Beinen. — In geistiger Hinsicht sind die Kretins stumpfsinnig, einfältig und blöde; dabei selbstzufrieden und keineswegs für Leidenschaften, Affekte und Gemüthsbewegungen, sowohl freudiger als trauriger, heftiger als zärtlicher Art, unempfindlich, wenngleich bei deren Ausbruche

möglich vor es zu bedauern, daß es das Ziel einer Bahn erreicht, die doch kein Leben war. Und dennoch heftete die Alte mit rührender Bekümmernis den Blick auf dieses Unglückswesen hin und hielt es zart umschlossen. Benassis selbst begleitete das unverwandte Studium, das er der nichtssagenden Miene und den leblosen Augen seines Kranken widmete, mit sanftem Händedruck, und gab pulsfühlend noch der Hoffnung Raum. Doch endlich sagte er kopfschüttelnd:

— Das Bad bleibt ohne Wirkung!... wir wollen ihn wieder hinlegen, — trug das Klümpchen Fleisch mit eigener Hand zum Lager, von dem er es genommen, streckte es behutsam darauf aus, legte Kopf und Hände mit einer Sorgfalt, wie sie nur Müttern eigenthümlich ist, zurecht, und sagte dann:

— Es ist vollbracht! — er stirbt.

Er blieb am Bette stehen; die Alte schluchzte neben ihm; Genestas fand vor nie empfundener

---

unwillkürliche Muskelagitationen nicht sichtbar sind. Sie haben oft ein gutes Gedächtnis und erinnern sich lange und dankbar empfangener Wohlthaten, wie auch, nicht ohne Rachsucht, erlittener Kränkungen.

Anm. des deutschen Bearbeiters: Vgl. L. A. Gölis praktische Abhandlungen über Kinderkrankheiten. Wien, 1824. 2 Band, S. 71 — 76.

Erschütterung keine Worte. Wohl aber fühlte er von innigem Mitgefühl für jene unglückseligen Geschöpfe sich durchdrungen, die die Natur zu einem räthselhaften Daseyn ruft; von einem Mitgefühl, das bei den Angehörigen der crétins züm religiösen Aberglauben ward. Die armen Wesen sind der Gegenstand einer unbedingt aufopfernden Hingebung, die von der edelsten der Christentugenden, der Liebe, und jenem Glauben an eine künftige Vergeltung kommt, der in des Erdenlebens Sturm ein fester Anker, in Noth und Tod alleiniger Tröster ist. Die Hoffnung ewiger Seligkeit erleichtert die schwere Last der ungemessenen Muttersorgen für ein träges, unbehülfliches Geschöpf, das diese anfangs nicht begreift und später oft verkennt. Wie bist du doch erhaben, Religion, wann du, wie hier, dem blinden Elende, das blinde Wohlwollen beigesellst! Wo die Natur crétins aufwachsen läßt, hält diese jedermann für Schuzgeister der Ihrigen. Und dieser Glaube rettet jene Unglückswesen nicht blos von der harten Zucht der städtischen Krankenhäuser, sondern versüßt sogar ihr Leben. So bringen namentlich die crétins im Oberlande der Isère, wo sie sehr zahlreich sind, ihre Tage frei und geachtet, wie es dem Unglücke gebürt, und unter Gottes freiem Himmel als Schäfer oder Hirten zu.

Seit kurzem kündigten, durch Pausen, wie durch Schmerz, gebrochen, erst Todtenglocken töne aus des

Dorfes Kirchenthurme, dann Grabgesänge aus der Kirche der christlichen Gemeinde den Heimgang eines ihrer Glieder an, die Sterbenszeugen zur Wehmuth wie zur Andacht stimmend; und die Kirche, beseelt von Segenswünschen selbst für ein Geschöpf, das sie nicht kannte, sandte ihren Diener, von einer Menge Gläubigen umringt, zur Feier des Viaticums hinaus, die hier besonders rührend war, wo sie einem Wesen galt, das nie gesündigt hatte und von der Gemeinde um desto schmerzlicher vermißt zu werden schien. Alt und Jung zerfloß in Thränen, beweinend ein gemeinschaftliches Kind; und als der Geistliche: „er hat vollendet!“.. sprach, erscholl lautes Klaggeschrei; die Menge drängte sich ans Sterbebett heran, kniete außerhalb und innerhalb des Trauerhauses nieder, zündete geweihete Kerzen an und erbot sich, die theure Leiche zu bewachen.

Gerührt verließen Benassis und Genestas diesen Ort, nachdem zunächst herangetretene Bauern Ersterem gesagt hatten:

— Daß Eure Kunst, Herr Doctor, nichts vermocht hat, war nur, weil Gott ihn wieder zu sich nehmen wollte... und er erwiederte:

— Ihr wißt wohl, Kinder, daß ich that, was ich vermochte.

Dann aber sagte er, als er, von dem Rittmeistes begleitet, sich außerhalb des Dorfes, dessen lezter Bewohner jezt gestorben war, befand:

— Sie glauben nicht, mein Herr, wie unendlich tröstlich die Worte jener Bauern für mich sind, weil Sie nicht wissen, daß ich vor zehn Jahren in diesem jezt verödeten, damals aber von einigen dreißig Familien bewohnten Dorfe beinahe gesteinigt worden wäre.

Und er erbot sich, dem verwundert aufhorchenden Genestas die Geschichte heimgehend zu erzählen.

VI.

Die Hauptreform.

Les climats, les saisons, les sons, les couleurs, l'obscurité, la lumière, les éléments, les aliments, le bruit, le silence, le mouvement, le repos, tout agit sur notre machine et sur notre ame par conséquent.

Aus Rousseau's Confessions.

Als ich mich in dieser Gegend niederließ, fand ich an jener Trümmerstätte ein Duzend unglücklicher crétins. Des Weilers Lage in einer tiefen, luftberaubten Schlucht, an einem nur von Schneegewässer unterhaltenen Bache; der Mangel alles Sonnenscheins, der nur die Bergshöhen trifft, begünstigte das Umsichgreifen des fürchterlichen Uebels nur zu sehr. Und da auch kein Gesez den Unglücklichen, sich fortzupflanzen untersagt, sie überdies ein Aberglaube schüzt, dessen Macht ich anfänglich nicht kannte, dann verdammte, endlich bewunderte, so stand kein Hindernis der Ausbreitung durch das ganze Thal entgegen. Der physischen und moralischen Seuche Schranken sezen, hieß demnach im Dienst der allgemeinen Wohlfahrt handeln; und dennoch kam dabei des unberufenen Unternehmers Leben in Gefahr! Es galt hier nämlich, wie fast überall wo Gutes wirken soll, nicht blos besondere Interessen, sondern — was schwieriger ist — gemeine Meinungen und Ueberzeugungen umzustoßen, religiöse Ueberzeugungen zumal, aus denen sich der Aberglaube, die unumstößlichste aller menschlichen Ueberzeugungen, gebildet. Mich schreckte nichts. Ich ließ vor Allem mich zum Maire ernennen und dann, mit Wissen und Genehmigung des Präfecten, ein halbes Duzend jener Unglückswesen bei Nacht und Nebel und auf meine Kosten nach Savoyen in gute Pflege bringen. Doch kaum war dieser erste Schritt des Mitleides bekannt, als mich der allgemeinste Abscheu traf, ja, selbst der Priester gegen mich eine Warnungspredigt hielt. Ich war, troz meiner eifrigsten Bemühungen, die Aufgeklärteren in der Gemeinde von der heilsamen Wichtigkeit der Ausrottung der crétins zu überzeugen, und troz aller unentgeldlichen Dienste, die ich den Kranken leistete, nicht mehr vor Mordanschlägen in und außer meinem Hause sicher. — Den Priester wußte ich, in Folge einer Vorstellung bei dem Bischofe von Grenoble, zu entfernen und durch einen Mann, der meine Absichten und Wünsche theilte und beförderte, gar glücklich zu ersezen. Er half mir, die Gemüther zu bearbeiten; und es gelang mir bald, in stiller Nacht ein zweites halbes Duzend nach dem benachbarten Savoyen fortzuschaffen, wobei mir theils Privatpersonen aus Dankbarkeit, theils der Gemeinderath aus Eigennuz und Geiz behülflich waren, nachdem ich ihm die Nachtheile der kostspieligen Unterhaltung jener elenden Geschöpfe und die Vortheile der Verhandlung ihrer Güter in Gemeindegüter, woran es fehlte, dargethan. — Bald hatte ich alle Reichen für mich; die Armen aber, die alten Weiber, die Kinder und einzelne Verstockte feindeten mich an. Unglücklicherweise war meine lezte Entführung nur zum Theil gelungen! Jener alte, so eben verstorbene crétin hatte nicht fortgeschafft werden können, weil er in jener Nacht auswärts geschlafen, und fand sich, als der Einzige seiner Art, am andern Morgen bei den wenigen Dorfbewohnern wieder an, die, wenngleich fast blödsinnig, doch nicht crétins zu nennen waren. Ich beschloß sofort, mein Werk zum Ziel zu führen und trat in meinem Amtsrock in des Alten Haus, um ihn mit mir zu führen. Mein Plan indessen ward verrathen, die Hütte des crétin von Freunden rings umstellt und ich mit Schimpfreden und Steinen dort empfangen. Der crétin selbst aber rettete mich aus der Gefahr, die meinem Leben drohete, indem er, aus der Hütte tretend und wie ein Puter kollernd, der wüthenden Menge gleichsam mit Zauberkraft gebot. Sie verstummte augenblicklich. Nun schöpfte ich wieder Muth und wagte gütlichen Vergleich; doch fand ich bald, daß eine Auslieferung des Unglücklichen an mich nicht möglich zu erreichen sey, da selbst, wer meiner Meinung war, mich hier, wenn nicht im Stich, doch ohne thätigen Beistand ließ, die aufgebrachte Menge der Verstockten aber den lezten Gözen ihres Aberglaubens mit ängstlicher Aufmerksamkeit bewachen und mit fanatischer Wuth vertheidigen würde. — Demnach versprach ich, den crétin in seinem Hause ungestört zu lassen, wenn sie dagegen mir versprächen, ihn niemals zu besuchen und sämmtliche Familien in den Flecken jenseits des Baches ziehen wollten, woselbst ich ihnen neue Häuser bauen und Ländereien anweisen wolle, die die Gemeindecasse, nach Ermittelung ihres Werthes, mir dereinst abkaufen solle.

Glauben Sie nun wohl, mein Herr, daß ich auch selbst bei diesem so augenscheinlich vortheilhaften Handel einen sechsmonatlichen Widerstand von Seiten der verstockten Leute zu bestehen hatte? — Es ist unglaublich, wie sehr der Bauer an seiner noch so dumpfigen Hütte hängt! Hält vielleicht die Stärke der Gefühle mit ihrer Seltenheit gleichen Schritt? oder lebt vielleicht der Mensch, der sich nur selten zur Ideenwelt versteigt, um desto lieber in der Außenwelt, und hängt er an dem Wenigen, das er von ihr besizt, nur um so fester? In diesem Falle wäre es mit dem Bauern wie mit dem Eingekerkerten, der, statt seine Seele zu zerfezen, sie in einen einzigen Gedanken concentrirt und auf diesem Wege das Gefühl zur höchsten Energie aufspannt.

Doch, mein Herr! verzeihen Sie diesen Abschweif zu Betrachtungen, zu deren Austausch die Gelegenheit mir fehlt! auch liebte ich niemals Hirngespinnste; drum weg mit ihnen und wieder zu der Sache! — Es kam hier Alles auf offenes Handeln und augenscheinlich zweckmäßige Einrichtungen an; demungeachtet hielt es so unendlich schwer, den leeren Köpfen ihr wahrhaft Bestes beizubringen, daß ich bei Ausführung meines Planes mich hundertmal geduldig in alle ihre albernen Kleinlichkeiten und Bedenklichkeiten fügen mußte. Ein Jeder warf mir stets dasselbe in den Weg, das selten einer Antwort werth war, weil es sich ganz von selbst verstand: — ach, Herr! wo denkt Ihr hin? die Häuser sind noch nicht einmal gebaut! — Versprecht mir nur, sie zu beziehen, sobald sie fertig sind, war meine ganze Antwort. — Ich sezte es glücklich durch, daß unserm Flecken das Eigenthum des ganzen Berges zugesprochen ward, an dessen Fuß das jezt verlassene Dorf sich lehnt. Denn mit dem Werthe der Waldungen auf der Höhe war der Preis der überlassenen Ländereien und selbst der Häuser, die allmälig fertig wurden, voll gedeckt; und als nur erst der erste meiner spröden Brüder eingezogen war, ließen auch die Andern nicht lange auf sich warten. Der Vortheil der Versezung war selbst den verstocktesten Abergläubigen zu fühlbar. Ich aber fand in dem wesentlichsten Einfluß auf alle Angelegenheiten der Gemeinde und in dem unbedingtesten Vertrauen bei allen ihren Gliedern für die Vollendung meines Unternehmens und die Erwerbung der Gemeindegüter, die höchsten Orts bestätigt ward, am Ende meinen Lohn.

Doch welche Sorgen, welche Mühen! rief hier Benassis aus, indem er stehen blieb und die rechte Hand erhob, die er voll rednerischen Ausdrucks wieder fallen ließ; das weiß nur, wer wie ich, den weiten Weg von hier zur Präfectur, die nichts zurückgiebt und von der Präfectur zum Staatsrathe, der unzugänglich ist, gemacht hat! Gelobt sey dennoch der Staatsrath und die Präfectur! sie thaten viel, indem sie sich erweichen und vermittelst ihrer kummerlos-gleichmüthigen Unterschriften zum Guten leiten ließen. So kam es denn, daß nach zwei Jahren schon der Aermste der neu Angesiedelten zum wenigsten zwei Kühe auf die Weide schicken konnte. Ich ließ rajolen, mergeln, wässern und durch Natur und Kunst die Felder bessern, so daß gar bald zu Aller freudigem Erstaunen, sich Wieswachs, Fruchtertrag und Viehzucht ums doppelte vermehrten. Nun konnte ich ohne Furcht versucheu, auch jenen wüsten Winkel zu veredeln und dessen geistig ganz verwahrlosete Bewohner umzubilden.

Genug davon! Wir Einläufer sind Schwäzer, und das Geschwäz geht unversehens mit uns durch. Doch hören Sie nur noch, daß jezt dreitausend

Seelen hier wohlständig leben, wo sonst in Dürftigkeit und Schmuz kaum siebenhundert athmen konnten; und ich, von jedermann geachtet, seit jenem Vorfalle mit dem lezten unglücklichen crétin, wobei ich Nachgiebigkeit und Festigkeit zugleich an den Tag zu legen wußte, gleichsam das Orakel der Gemeinde bin. Ich suchte unermüdet, ihr Zutrauen zu verdienen, doch ohne je darum zu betteln, und erwarb mir durch gewissenhafte Erfüllung des geringsten wie des wichtigsten Versprechens die allgemeine Achtung. Des armen Thiers, das eben starb, nahm ich mich treulich und mit größerer Sorgfalt als seine früheren Verpfleger an, und fütterte und wartete es, wie Sie Ihr Lieblingspferd.

Daß indessen bei dem großen Haufen, troz aller besseren Einsicht, die schon verbreitet ist, noch immer gar viel Aberglaube herrscht, hat uns der heutige Augenschein gelehrt. Ich tadle ihn darum nicht: denn oft hat eben jener abergläubige Gözendienst zum Texte mir gedient, die weniger Verstockten zum Besseren zu führen.

VII.

Die glückliche Köchin.

Eine fromme Magd von gutem Stand
Geht ihrer Herrschaft fein zur Hand,
Hält Schüssel, Tisch und Teller weiß
Zu ihrem und der Herrschaft Preis.

Sie ist stets munter, hurtig, frisch,
Verbringet ihr Geschäfte risch,
Und hält's der Herrschaft wohl zu gut,
Wenn sie um Schaden reden thut.

Sie hat dazu ein fein Geberd,
Hält alles sauber an dem Heerd,
Verwahrt das Feuer und das Licht,
Und schlummert in der Kirche nicht.

Aus des Knaben Wunderhorn.

— Da sind wir schon! rief Benassis nach einer Pause aus, als er das Dach seines Hauses erblickte, und hieß seinen Begleiter ohne weiteres darunter willkommen.

— Vor Allem, mein Herr! sagte dieser, entschuldigen Sie gütigst mit dem Zwecke meines Hierseyns die Freiheit, die ich mir nahm, mein Pferd in Ihren Stallraum zu ziehen; eine Anrede, die dem schlichten, redseligen Doctor, der schier schon vergessen, daß Genestas ein Fremder war, fast befremdlich erschien, weshalb er kurz fragte:

— Bedarf's dazu eines Zwecks?

— Ich hörte unlängst, fuhr der Rittmeister fort, daß Sie Herrn Gravier aus Grenoble bei Sich in der Cur gehabt und, wie durch ein Wunder, ihm das Leben gerettet. Um ein Gleiches wollte ich Sie bitten, wenn ich gleich eines Anspruches auf Ihre Güte mich erst werth machen müßte. Betrachten Sie mich alten Kriegsmann nur acht Tage lang, wie ich an Wunden leiden muß, die, obzwar schon lange vernarbt, mich doch nicht ruhen lassen!

— Nur näher, lieber Herr! das Zimmer Gravier's steht bereit, unterbrach ihn Benassi's an der Hausthür, und riß dieselbe vor Freude, wie Genestas glaubte, einen Kostgänger zu haben, mit aller Hast weit auf.

— He, Margret! rief er dann, der Herr bleibt hier zum Essen!

— Sehr gütig! sprach Genestas; nur müßte wohl, so fügte er, an Mistrauen gewöhnt, hinzu, zuvor der Preis bestimmt seyn....

— Der Preis? wofür? fragte Benassis.

— Für meine und meines Pferdes Kost und Pflege....

— Haben Sie Geld, erwiederte der Doctor, so werden Sie schon zahlen; haben Sie keins, so nehme ich nichts....

— Nichts? — das geht nicht an, fiel ihm Genestas in die Rede; auch handelt sich's hier nicht um Armuth oder Reichthum; — was meinen Sie von einem täglichen Kostgelde von zehn Franks, Ihre ärztliche Bemühung ungerechnet?

— Für das Vergnügen, Gastfreundschaft zu üben, nehme ich nicht gerne Geld, sagte Benassis mit verdrießlichem Gesicht; und was meine sonstigen Bemühungen betrifft, so fragt sich erst, ob wir uns auch gefallen? Kein Reicher ist vermögend, meine Zeit mit seinem Golde aufzuwiegen, denn sie gehört den sämmtlichen Bewohnern dieses Thales mit gleichem Rechte. Ich bin auch keinesweges Arzt aus Sucht nach Geld und Ruhm und fordere deshalb weder Dank noch Lohn von meinen Kranken. Was folglich Sie, mein Herr, mir etwa geben möchten, das würde doch nur geraden Weges in die Apotheke nach Grenoble wandern, die unentbehrlichen Arzneien der Gemeindearmen zu bezahlen.

Dies sprach Benassis heftig zwar, doch ohne Bitterkeit; und wer es hörte, mußte, wie Genestas, zu sich sagen: — der ist von altem Schrot und Korn!

— Topp! rief der Rittmeister mit gewohntem Eigensinn und derbem Händedruck; es bleibt dabei: zehn Franks täglich — ad libitum zu nuzen! Sie sind ein Biedermann, ich bin kein Filz; wir wollen uns schon vertragen!

Mit diesen Worten, die der Doctor unerwiedert ließ, um weder großmüthig noch rücksichtsvoll zu scheinen, betrat der angebliche Patient das Haus, wo Alles mit der Baufälligkeit der Thür und des

Besizers Kleidung übereinstimmte und auch der kleinste Gegenstand die ärgste Sorglosigkeit über Alles, was nicht praktisch nüzlich war, verrieth.

Auf dem kürzesten Wege durch die räucherige Küche führte Benassis den Gast in seinen Speisesaal; durch jene Küche, wo Margret, sonst des Pfarrers Magd, als unumschränkte Wirthschaftsherrin residirte, schlankweg per „Wir" befahl und unter blankem Kochgeschirr, im warmen Bettalcoven auf ihren Lorbeeren schlief. Wenn jedem Anderen unerträglich, so war sie, wie sie war, Benassis eben recht, ein Haustyrann, wie er ihn dulden, nur selbst nicht spielen konnte, ein völliges Factotum, das ihm, dem Sorgenlosen, Noth that. Sie kaufte und verkaufte, vereinigte und löste, räumte ein und räumte aus, machte Ordnung und Verwirrung, wie es eben ihr gefiel, der Gegenstand mochte nun der Hausbau seyn oder — das Herrnbett zu wärmen: denn „er," so sagte sie, „denkt doch mein' Tag' an nichts." Sie führte Rechnung über Alles: den Garten, Stall und Hof, den Keller, die Kühe und die Pferde, und hatte Knecht wie Herr am Gängelbande; das Tisch- und Bettzeug auszugeben, die große Wäsche anzustellen, die Wintervorräthe zu sammeln, die Schweine einzuschlachten, den Gärtner anzuweisen, war Alles ihre Sorge, und nirgends litt sie Widerspruch. Nur auf zwei Dinge bestand der Herr als Herr: aufs Mittagessen um sechs Uhr und ein bestimmtes Monatsgeld zur Wirthschaft.

Ein Weib, dem Alles unterthänig ist, singt und lacht den ganzen Tag. Margret also trillerte und lachte vom Morgen bis zum Abend. Sie hielt das Haus stets rein, weil sie sehr reinlich war, zum Glück für ihren Herrn, da dieser sonst, so sagte sie, acht Tage hindurch sein Hemd nicht wechseln würde. Sie puzte, scheuerte, und stäubte unermüdlich ab, daß Alles, wie am Hochaltare, glinserte und strahlte. Man denke darum, was ihr die morsche Hausthür für schweren Kummer machte! Sie hatte schon zehn Jahre lang am ersten jedes Monats dem Doctor abgezwackt, eine neue Hausthür tischlern, die Aussenwände fugen und Alles „fein säuberlich“ auffrischen zu lassen. Doch „hierin wunderlich,“ so sagte sie, „betritt er stets die alte Rumpelei so arglos wie er Kohl für Rebhuhn essen kann.“

„Dumm ist er nicht,“ fügte sie dann nachsichtsvoll hinzu, „wie könnte er sonst die vielen Wundercuren machen! doch oft so einfältig, so kinderig, daß es Noth thut, ihm den Brei in den Mund zu streichen.“

Die alte Margret war ganz Weisheit, ganz Erfahrung, ein treues Inventarienstück, das Benassis vorgefunden und sammt dem Hausgeräth in den Kauf bekommen hatte. Ihre wohlbeleibte

Taille schloß Tag für Tag ein fest geschnürtes Mieder von geblümtem Zitze ein; ihr blasses Mondsgesicht mit rundem Doppelkinn ein weißes Müzchen mit feinem Faltenstrich. Von Wuchs nur klein, doch drall und flink, im Munde eine Plaudertasche und Polster auf den Händen, war sie, Knecht oder Herrn zu kanzeln, nur allzu oft verwegen; es pflegte dann ihr ungewohntes Schweigen, ihr müssiges Schürzenspiel, auf nahen Sturm zu deuten. Sie war die glücklichste der Mägde und sah, zum Vollmaas ihres Glücks, auch stets ihre Eitelkeit befriedigt: denn wie beim Maire und bei dem Flurschüzen, so schwur der ganze Flecken auch bei Margret.

— Wo hat sie denn der Teufel? fluchte Benassis durch die leere Küche, und sagte dann, zum Rittmeister gewendet:

— Entschuldigen Sie! die Fremdenthür ist gartenwärts; doch weil ich selten Fremde habe, so... he, Margret!...

Auf diesen fast gebieterischen Ruf erscholl aus dem Innern des Hauses eine Weiberstimme, die alsobald zur Offensive überging. Es war Margretens Stimme; und mit den Worten: „Was giebts? was giebt's denn, Herr? trat diese in den Saal.

— Hab' nichts dagegen, Herr! daß sie Gäste laden, fuhr sie dann eifrig fort; nur muß ich's zeitig wissen; denn hinterher nach Margret rufen, kann doch zu gar nichts helfen. Darum muß ich jezt die Herren, sich zu gedulden, bitten, und eile zum Kochen und zum Decken.

— Schon gut; warf ihr der Hausherr ein; doch höre: der Herr bleibt hier im Hause; Du mußt ihm Gravier's Stube geben, das Bett frisch überziehen und für Alles bestens sorgen.

— Daß es Gott erbarme! Sie wollen mich sorgen heißen? als wenn nicht Alles stets in Ordnung wäre! Besehen Sie sich's, ob das Geringste in Herrn Gravier's Zimmer fehlt, ob nicht Alles spiegelblank darin ist? — Also, sezte sie dann in sanfterem Frageton hinzu, der Herr wird bei uns bleiben?

— Ja wohl.

— Auf lange Zeit?

— Das weiß ich nicht. Warum?

— Ei sehen Sie doch! Warum? warum?.. Bedenken Sie denn nicht die Vorräthe ... und alles Andere ... und ...

— Hier hemmte der Eintritt ihres Herrn in die Küche, wo Genestas zurückgeblieben war, Margretens Redestrom. Sie grüßte den Fremden mit Anstand und jenem Weiberblick, der nie ohne Absicht ist. Wie aber konnte ihr der Kriegsmann wohl gefallen, der, nach vorgenommenem Zwiegespräch, worin der Herr als Einfaltspinsel, die Magd als böse Sieben, und somit Ersterer ihm nicht mehr in jüngst erworbener Achtungswürdigkeit erschien, im höchsten Grade betroffen und verdrießlich vor ihr stand?

Der Doctor führte seinen angeblichen Patienten in den Garten, wo dieser unter lehrreichen Mittheilungen seines Wirthes die erlittene Verstimmung bald vergaß.

VIII.

Sonst und Jezt.

Das Land kam mir ganz anders vor als sonst. Da sah ich Leute in Frieden handeln und wandeln, die Ställe standen voll Vieh, die Höfe liefen voll Gänse, Hühner und Enten, die Straßen wurden sicher von den Reisenden gebraucht, die Wirthshäuser saßen voll Leute, die sich lustig hielten.

Aus des Simplicissimus Irrfahrten und Abenteuern.

Nachdem ich mich hier angesiedelt hatte, hub Benassis an, lernte ich den traurigen Zustand dieses Landes, das der Mensch so sehr verkümmert als die Natur begünstigt hat, in seinem ganzem Umfange erst kennen. Und — mit dem Wunsche, einen andern Lebensweg als den bisherigen einzuschlagen, nahm ich von den Gedanken einen in mir auf, die Gott uns eingiebt, um unser Unglück zu erleichtern. Dies Land zu bilden, nämlich wie der Lehrer einen Knaben bildet. — Der Vorsaz war um deswillen so edel nicht als er erscheint, weil er nicht uneigennüzig war: denn — mich dauernd zu zerstreuen, mein Leben an eine saure Aufgabe zu sezen, war mir Bedürfnis. Hier aber fand ich den rohen Stoff, der der Verarbeitung bedurfte.

Ich kaufte diese ehemalige Pfarrei und eine Menge unbebauter Aecker, ward Maire, und blieb zugleich auch Landarzt, das Lezte, was ein Sterblicher sich wählen kann, der nicht der Armen Freund, auch ohne Lohn, seyn will. — Vor Allem wies ich jede Lieblingstäuschung wie jede glänzende Erwartung fest zurück: ich hielt das Landvolk nicht für besser, mein Unternehmen nicht für leichter als es ist, und überzeugte mich gar bald, daß jenes nur für sonnenklaren Nuzen, besonders nur für Eigennuzen lebt und jeder Bauer ein ungläubiger Thomas ist, der nur glaubt, was er mit eigenen Augen sieht.

Sie werden lachen, wenn Sie hören, daß mein Bildungswerk mit Korbgeflechte anfing. Und doch ist's so. Ich gab, die nöthigen Weidenbüsche aufzuziehen, einem gelehrigen Burschen das Uferfeld den Bach entlang in Pacht; dann siedelte ich einen geschickten Korbarbeiter aus Grenoble unter so günstigen Bedingungen hier an, daß er den armen Bauern seine Arbeit viel billiger als die Städter liefern und dennoch selbst so viel damit verdienen konnte, um nach Verlauf von wenigen Jahren eine Frau zu nehmen, ein sauberes Haus zu bauen und Kinder zu ernähren. Sah ich auf diese Weise aber mein Unternehmen auch noch so schwach gelingen, so schlug mir dennoch wonniglich das Herz, und flocht, wie jener fleißige Meister seine Körbe, so

Hoffnungskränze für mein Werk. Das heitere Anfangspünktchen meiner Schöpfung war mir der Anbruch einer schönen Morgenröthe für das Land; und schon lag mir dieses arme Land am Herzen wie an der Mutter Brust das Kind!

Doch welche Kämpfe gegen Irrthümer und Vorurtheile hatte ich zu bestehen! — Es lag vor Allem mir daran, den durch mich verdrängten und deshalb mir und meinen Plänen wenig zugethanen Maire zu meinen Gunsten umzustimmen und, wo möglich, zum Beirath und Helfer zu gewinnen; er war jedoch dermaßen verstockt, daß ich nicht anders als durch Schmeichelei und Vorspiegelung von Geldvortheilen ihm beizukommen wußte. Ich nahm ihn deshalb ein halbes Jahr hindurch an meinen Tisch, wo ich ihn allmälig glauben machte, meine Verbesserungsprojecte kämen zum guten Theil von ihm selber her. „Wie langweilig, eine solche Komödie spielen zu müssen!" sagen Sie; doch bedenken Sie den Vortheil, einen reichen, angesessenen Mann wie diesen als wirksame Maschine an der Hand zu haben! — Wehe dem, der die Axt, die ihm den Baumstamm fällen half, verächtlich von sich wirft! — Ich machte ihm begreiflich, wie aus einer Kunststraße, von unserm Orte nach Grenoble angelegt, der erste und größte Vortheil in seine Tasche fließen würde, weil er, bei seinem Holzabsaz, dann zehnmal so viele Bäume, als auf schlechten Holzwegen möglich sey, verfahren könne. Dies leuchtete ihm ein; er sprach und träumte bald von nichts als dem Chausseebau, und stieß im Wirthshause so lange mit Nachbarn und Gevattern darauf an, bis jedermann in der Gemeinde wetten und beschwören wollte, daß eine gebahnte Handelsstraße den Verkehr mit Grenoble erleichtern und eine Quelle öffentlicher Wohlfahrt werden müsse. Als nun aber auf diese Weise die allgemeine Stimme der Sache günstig geworden war, galt es, mit Zustimmung des Präfecten, Hand ans Werk zu legen. Einem Jeden ward sein Scherflein auferlegt, die Hauptausgabe für Fuhren und Geräth, die die Gemeinde nicht auf sich nehmen konnte, höheren Orts bestritten, und alle Sonntage sogar, ein ganzes Jahr hindurch, die Gesammtbevölkerung des Fleckens, sie mochte wollen oder nicht, auf den abgesteckten Weg zum Arbeiten beordert, damit die Frucht um desto früher reifen und die Murrköpfe, die über Frohndienst schimpften, desto eher zum Schweigen gebracht werden könnten. „Per aspera ad astra," hieß es mit dem Sprichworte: denn erst nachdem zwei Drittel des ungefähr zwei Stunden langen Weges vollendet waren, leuchtete einem Jeden der große Vortheil davon ein, so daß das lezte Drittel gleichsam hingezaubert ward. Ich ließ demnächst an beiden Seiten der Chaussee auf meine Kosten Pappeln pflanzen, die zur Verschönerung der Landschaft wie zur Bereicherung der Gemeindecasse dienen; und — was drei Jahre früher noch kein Sterblicher vermocht, dem einfältigen Sinne unserer Mitbewohner als eine so vortheilhafte als zeitgemäße Verbesserung beizubringen, das hätte eben so viele Jahre später gern ein Jeder für sein Project und seine Schöpfung ausgegeben.

Die Ansiedelung des fleißigen Korbarbeiters, wie unscheinbar und klein sie auch anfangs immer war, reizte im Einzelnen doch bald zur Nachahmung, wie die Chaussee im Allgemeinen der große Hebel künftiger Wohlfahrt für unsern Flecken werden sollte. Jene diente als Zweck, diese als Mittel; es kam nun noch auf Herbeischaffung der Grundelemente und unentbehrlichen Bedingnisse zur Befruchtung jener ausgesäeten Keime an. Auf dieses Ziel hin war ich unablässig thätig. Wenn also auch der obgedachte Holzhändler außer mir der Einzige im ganzen Flecken war, der Pferde hielt, er deren drei, ich zwei, so schien es mir doch rathsam, für die Erwerbung eines Hufschmiedes zu sorgen, der zugleich auch Thierarzt war. Ich fand ihn bald, und mit ihm, in der Person eines alten Kriegers, den seine hundert Franks Pension nur kümmerlich ernährten, einen tüchtigen Flurschüzen, dem ich, seiner Fertigkeit im Lesen und Schreiben wegen, den Dienst als Gemeindeschreiber und, durch ein glückliches Zusammentreffen, auch eine Frau verschaffte. Nun war denn also, außer für den Korbmacher, noch für diese zwei Haushaltungen und für zwei und zwanzig Familien, deren Versezung aus dem Dorfe der crétins bevorstand, Rath zu Wohnungen zu schaffen. Auch hatte sich fast um dieselbe Zeit ein Duzend anderer Wirthschaften zur Ansiedelung gemeldet, die nicht von der Hand zu weisen waren, da sie sämmtlich theils aus Handwerkern und Bauern, theils aus vermögenden Leuten bestanden. Ich gewann da einen Maurer, einen Zimmermann, einen Dachdecker, einen Tischler, einen Schlosser, einen Glaser u. a., denen ich Arbeit für lange Zeit zusichern konnte. Erst für Andere, dann für sich selber sollten diese Alle Häuser bauen helfen und dadurch die noch fehlenden Arbeitshände herziehen. So kam es, daß schon im zweiten Jahre meines Amtes an siebenzig Häuser im Bau begriffen waren und mit den neuen Schöpfungen und der um das Doppelte vermehrten Menschenzahl auch die Bedürfnisse stets wuchsen. Diese aber führten ihrerseits zu reger Industrie, die Industrie zum Handel, der Handel zur Wohlhabenheit, und diese endlich zu gemeinnüzigen Ideen. Die Handwerksmeister aus der Fremde verlangten Weißbrod; das lockte einen Bäcker; und auch der aus seiner erniedrigenden Trägheit zur Selbstthätigkeit erhobene gemeine Mann wollte sich nicht länger mit grobem Buchwaizen begnügen. Deshalb sorgte ich, des engen

Zusammenhanges der geistigen Fortschritte mit den heilsamen Bestandtheilen der physischen Nahrung eingedenk, fürerst für Roggen oder Mengekorn, bis es mir möglich seyn würde, auch die Aermsten mit Weißbrod zu versehen. Wahr ist es nämlich, daß sich von einem Dorfschlächter nicht minder auf die Aufklärung als auf den Wohlstand der Gemeinde schließen lasse; denn wer arbeitet, ißt, und wer ißt, denkt. Auch hatte ich, in der Hoffnung, des Waizens künftig zu bedürfen, mein Augenmerk von Anfang an auf den Boden der Gemeindefelder hingerichtet und die freudige Ueberzeugung gewonnen, Riesenschritte in Bevölkerung und öffentlichem Wohlstande eben durch den Ackerbau machen zu können, sobald nur erst an die Stelle der früheren Faulheit Fleiß getreten seyn würde. Als aber dieser Zeitpunkt mir gekommen zu seyn schien, wandte ich mich an Herrn Gravier in Grenoble, dem größten Grundbesizer der Gemeinde und mir bereits gewogenen Präfecturmitgliede, und brachte ihn, nach mehrtägigen Unterredungen, in deren lezteren ich ihm mein ganzes Hab und Gut verpfändete, daß er in keine Gefahr gerathen solle, was auch seine alberne Frau dagegen schwazen mochte, endlich zu dem Entschlusse, vier Meierhöfe von zweihundert und funfzig Morgen Landes einen jeden, erbauen lassen und die zur Urbarmachung, zum Ankaufe der Saaten und Geräthschaften, des Viehes und der Fahrnis, und

3 *

zur Anlegung von Richt- und Verbindungswegen erforderlichen Summen vorschießen zu wollen. Gleichzeitig ließ auch ich auf meine Kosten zwei Meierhöfe anlegen, einestheils, um mein vieles ungenutztes Brachfeld nuzbar zu machen, anderntheils, um mit der besten Methode bei dergleichen Anlagen voranzugehen. Dies brachte unserm Flecken innerhalb sechs Wochen einen Zuwachs von dreihundert Einwohnern. Man denke sich den raschen, gleichzeitigen Aufbau von sechs Meierhöfen, die demnächstige Einrichtung einer gleichen Zahl von Pächterwirthschaften, die ausgedehnten Urbarmachungen und Umgrabungen, die Arbeiten aller Art, die zu gleicher Zeit betrieben werden mußten. Wie regte sich die ganze Bevölkerung auf Wegen und Stegen, in Werkstätten und Aeckern! wie viel Geld lief ringsum! es war ein allgemeines Glücksspiel, worin ein Jeder das Meiste zu gewinnen suchte. Mein Spiel hatte ich bereits gewonnen: der Flecken war aus seinem Trägheitsschlafe erwacht!

Um jedoch begreifen zu können, in welchem Grade der brave Gravier unbewußt und lediglich im Vertrauen zu mir — da er, als Städter, unsere ländlichen Verhältnisse und Kräfte nicht kennen und beurtheilen konnte — der Wohlthäter des Fleckens geworden ist, müssen Sie wissen, daß er zum wenigsten vierzig tausend Franks vorschußweise hergegeben hat. Jezt aber giebt jeder seiner Meierhöfe tausend Thaler Pacht und jeder Pächter zieht den feinsten Rock sich an, hält fünfhundert Schaafe, zwanzig Kühe, zehn Ochsen, fünf Pferde und über zwanzig Arbeitsleute.

Vier Jahre später standen sämmtliche Meierhöfe fertig da, und eine nie gesehene Getreideernte, wie nur eine jungfräuliche Erde sie liefern kann, lohnte den Fleiß der glücklichen Bebauer. Jezt kam der Bau der Mühle an die Reihe; ich säumte damit nicht und ziehe fortan fünfhundert Franks Jahrespacht daraus. Die Bauern sagen seitdem von mir, ich könne „hexen;" sie fluchen und schwören wohl gar bei mir! Und doch ging Alles so natürlich zu! Nur unermüdeter Eifer und keine Opfer scheuende Aufmunterung meinerseits, und treuer Fleiß, Empfänglichkeit und Anwendungsgabe andererseits vollendeten das Werk. — Demnächst berief ich einen Obstbaumgärtner, bei dem ich jedermann in die Lehre zu gehen rieth, damit er dermaleinst das beste Obst nach Grenoble zu Markte bringen könne. — Ihr lauft nur immer mit stinkigen Käsen in die Stadt, hielt ich den dummen Leuten vor; warum denn nicht mit Hühnern, Tauben, Putern, Eiern, Gemüsen, Haasen, Heu und Stroh? — Wer dies sich hinter seine Ohren schrieb, hat es nicht bereut; und alle Montag Morgen sieht man jezt die Straße nach Grenoble mit hunderten von Karren voll der verschiedensten Erzeugnisse bedeckt; ja, es wird jezt mehr Buchwaizen zum Füttern des Geflügels als sonst zur Menschennahrung hier gebaut. Vom Holzhandel lebt eine Menge Leute: der eine verkauft Brenn- der andere Bauholz, der dritte Bretter, der vierte Borke und Kohlen; auch sind vier neue Holzsägen in Bewegung. Der Exmair treibt namentlich diese Sache in's große und verfährt seine Waare durch das ganze Departement. Kein Wunder also, daß seitdem auch drei Stell- und zwei Kumptenmacher, ein jeder mit sieben Gesellen und Lehrburschen, hier vollauf Arbeit finden und ebenfalls der Kleinschmied nicht über Mangel an Kundschaft klagt.

Gewinnsucht erzeugt bekanntlich den Erfindungsgeist, der, schrankenlos, gar bald auch außerhalb des Fleckens engen Grenzen rückwirkend über den District, ja, über das Departement hin thätig ward und, einmal aufgeregt, nur äußere Impulse, oft leiser Winke nur bedurfte, um stets wach zu bleiben.

So war denn nun nach drei verlaufenen Jahren des Fleckens äußere Gestalt schier umgewandelt und für die öde, dumpfe Stille früherer Zeiten das regste Leben hingezaubert. Aus zahlreichen Werkstätten erscholl, von fröhlichen Menschenstimmen begleitet, das Knarren frischer Räder und metallener Hämmer-Klang; und in den reinen, neuen Häusern wuchs, mit den Bäumen in die Wette, eine rothwangige Bevölkerung auf. Es waren schöne Keime, wie im Schoos der Erde, so in den Menschenköpfen, aufgegangen!

Jezt aber kam auch Puzlust in die Menge; und nebst dem Krämer fanden sich ein Schuster, ein Schneider und ein Hutmacher bei uns ein; dann folgten, für des Gaumens Lust, Mezger und Gewürzhändler, und, zu meiner großen Berufserleichterung, endlich eine Hebamme. — Nach diesem zweiten Fortschritte zur Cultur dachte ich den Thieren davon gleichfalls einen Vorschmack zuzuwenden und durch deren bessere Pflege die Ragen allmälig zu veredeln. Ich empfahl deshalb, persönlich und vermittelst meiner Pächter, vor Allem fleißig Lüftung und Reinigung der Ställe, und machte auf den großen Unterschied des Ertrages von sorgsam gehegtem, gepflegtem und genährtem und von vernachlässigtem Viehe aufmerksam; auch hatte ich bald die Freude, meinen Rath vielfach befolgt und mehr und mehr die musterhafte Schweizer- und Auwergner-Rindviehpflege eingeführt, auch eine Menge Ställe nach dem Muster der Gravierschen und meinigen erweitert und für die Gesundheit zuträglicher umgebaut zu sehen. Wo es an Geld dazu fehlte, lieh ich hin; wo krankes, schlechtes Vieh vorhanden war, merzte ich es aus und ersezte es durch besseres. Alles dies verbürgte für die Zukunft den besten Stapel auf dem Viehmarkte und — woran sofort nicht jeder denken mochte — einen reichen Erlös aus guten Häuten und gegärbtem Leder; denn, wie in der Landwirthschaft überhaupt gar nichts gering zu schäzen ist — würde es unverantwortlich gewesen sein, bei unserm Uebermaas an guter Borke und im Besiz eines Baches, der sich vortrefflich zum Treiben von Lohemühlen eignet, zur Einrichtung von Gärbereien nicht ungesäumt die Hand geboten zu haben. — Auch den Wein machte der Wohlstand zum Lebensbedürfnisse und eröffnete Weinhäuser, in denen Alles, nur kein Kräzer, zu haben ist. Der alte, schmuzige Krug ward zum großen, stattlichen Wirthshause, das zur Bequemlichkeit der die benachbarte Kartause Bereisenden gesattelte Maulthiere hält. — Ein besonderes Glück erwuchs der Gemeinde aus der neuen Besezung ihres Magistrates mit einsichtsvollen, wohlhabenden und unternehmenden Männern aus Grenoble, die mein Civilisirungswerk aufs thätigste unterstüzten, nachdem zum Theil Tod, zum Theil Versezung oder Remotion den alten aufgelöst hatte. Dann schritt ich, mit Hülfe ersparter Gemeindeeinnahmen, zu dem Bau eines Gemeindehauses und zur Stiftung einer Schule, an welcher ich einen braven armen Geistlichen zum Lehrer bestellte; und half zugleich auch einer in den dürftigsten Umständen lebenden rechtschaffenen Wittwe zur Einrichtung einer Pensionsanstalt für junge Mädchen, die jezt schon alle Töchter der wohlhabenden Pächter aus der ganzen Umgegend besuchen.

Uebrigens gebürt das Verdienst, diese segensreichen Schulanstalten gestiftet und eingerichtet zu haben, mehr als zur Hälfte unserm ehrwürdigen Pfarrer, Herrn Janvier, der ein zweiter Fenelon, Zucht und gute Sitte schuf und die Leute in brüderlicher Freundschaft untereinander leben lehrte, so daß man in dem ganzen Flecken oft nur eine ganze Familie vor sich zu sehen glaubt. Nächst ihm verdient auch der neue Friedensrichter, Herr Düfau, mit gleichem Rechte vollen Dank.

Um mich indeß jezt kurz zu fassen und Ihre Geduld nicht länger zu ermüden, will ich durch Zahlen besser als durch Worte, den jezigen Zustand der Gemeinde Ihnen schildern. Es besizt dieselbe gegenwärtig zweihundert Morgen Waldung und hundertsechszig Morgen Wiesen; ihrem Pfarrer kann sie, mit Hülfe jährlicher Zuschußpfennige, ein Zulagegehalt von hundert Thalern, dem Flurschüzen dreihundert Franks, und eine gleiche Summe auch dem Schullehrer und der Schullehrerin verabreichen; auf ihre Wege jährlich fünfhundert Franks und zur Unterhaltung der Gemeindehäuser, der Kirche, Pfärre u. a. eben so viel verwenden; binnen funfzehn Jahren wird sie für hunderttausend Franks Schlagholz haben und ihre gesammten Steuern, mit Gottes Hülfe, aus der Gemeindecasse leisten können! Wie viele Gemeinden werden dann im ganzen Königreiche mit ihr sich messen dürfen?

Nun aber mußte meine nächste Sorge seyn, dem also von innen heraus gewonnenen Aufschwunge Nahrung von außen zu verschaffen, damit er nicht durch Stillstand aus Mangel an Unterhaltungsstoffen, die doch am Ende ein so kleiner Ort, wie unser Flecken ist, fortwährend auszubeuten nicht vermochte, wieder sänke. Ich kam deshalb allerhöchsten Ortes um ein Postbüreau, ein Tabaks-, ein Pulver- und ein Spielkartenlager ein, und bewog, außer mehreren auswärtigen Privatfamilien, auch den Steuereinnehmer des Districts, seinen Wohnsiz hier zu nehmen, während freilich die Hauptbeförderungsmittel des Activhandels und Verkehrs, Niederlags- und Stapelrecht und eine Messe, für den Ort zu gewinnen, nur fromme Wünsche blieben. — Bekanntlich liegt die räthselhafte Kunst, öffentlichen Reichthum zu schaffen, zu sichern und zu mehren, nicht in Sammeln baaren Geldes und Coursiren desselben innerhalb des Landes, sondern in dem jährlichen Absaze eines größeren Güterwerthes an Fremde als der eigene Eintausch beträgt, mit Einem Worte, in der Gewinnung einer vortheilhaften Handelsbilanz *). Hiernach verfuhren alle zumal kleinen Handelsstaaten der alten und der neuen Welt,

*) Man sieht, daß der gute Doctor hier in den irrigen Principien des sogenannten Mercantilsystems befangen ist. Anm. des deutschen Bearbeiters.

wie die Beispiele von Tyrus, Carthago, Venedig, Holland und England beweisen; und hiervon galt es, auch für unsere kleine Sphäre etwas Analoges zu ersinnen, um dem so glücklich bewirkten Aufschwung Dauer zuzusichern. Nun! ich darf es ohne Ruhmredigkeit noch sagen: was nach Ablauf der ersten sieben Jahre seit der Gründung des Wohlstandes unseres Fleckens für diesen lezten und wichtigsten Zweck geschehen, das kann nur ich gehörig würdigen und begreifen; denn während unser Ort den Fremden wie jeder andere erschien und die Bewohner selbst, als Glieder in der Kette der Ereignisse, den Um- und Aufschwung nicht gewahr wurden, stand ich, ein Archimed im Kleinen, außerhalb des Rades der Bewegung und leitete mit aufmerksamem Auge meiner Lieblingsschöpfung Werden, Wachsen und Gedeihen.

Bald machte ich noch einen äußerst glücklichen Fund an zweien Männern, deren heilsamen Thätigkeit der Flecken seine einstige Erhebung zur Stadt zu danken hat. Beide sind Ausländer. Der Eine, ein Tausendkünstler aus Tyrol, von Profession ein Schuster, der seine Arbeit für das grobe Landvolk so zweckgemäß wie zierlich für die feine Stadtwelt liefert, kam eines Mittags, wohlgemuth sein Liedchen trillernd, wie fleißige Handwerksburschen pflegen, in unsern Ort gewandert und bot von Haus zu Hause seine Dienste an. Ich gab, da mir sein

Wesen und sein Wort Vertrauen eingeflößt, zu zwei Paar Stiefeln ihm den Auftrag, und freute mich, wie er, mit deutschem Nationalgeschick, das erst die Pfeife schneiden, dann darauf zu blasen lehrt, sich selbst den Leisten und das Handwerkszeug, und hiermit Meisterarbeit schuf. Nun bot ich ihm, des Beispiels meines Korbmachers gedenkend und erwähnend, unter gleich günstigen Bedingungen, die er nicht ausschlug, hier zu bleiben an; und ich sowohl als auch der fleißige Tyroler bereuen den eingegangenen Handel nicht. Er hat an zwanzig Gesellen in seiner Werkstatt sizen; und unsere fünf Ledergärbereien, die die Häute aus dem ganzen Departement, ja wohl gar aus der Provençe in ihren Lohemühlen, deren eine jede ihre eigene hat, verarbeiten, können kaum so viel Leder liefern als der Tyroler braucht. — Der Andere ist ein Hutmacher von bemerkenswerther Industrie. Sein Räthsel, das er siegreich löste, war, die landüblichen Hüte mit den breiten Rändern bei weitem wohlfeiler als irgendwer und wo zu liefern, so daß die seinigen bald haufenweise nicht allein in alle Grenzdepartements, sondern selbst auch nach Savoyen und der Schweiz verfahren wurden. Auf diese beiden Zweige der Gewerbsthätigkeit, unversiegbare Quellen des öffentlichen Wohlstandes, so lange wir die dazu nöthigen Erzeugnisse gut und wohlfeil zu erhalten wissen, — habe ich meinen Plan zur Erwerbung der Marktgerechtigkeit für unsern Ort gebaut und voriges Jahr die bewilligten drei Märkte zum ersten Male mit so erspießlichem Erfolge halten lassen, daß sich der Ruf von unsern Schuh- und Hutausstellungen bis nach Savoyen hin erstreckt.

Seitdem ist auch, von einem unbescholtenen, rechtskundigen und fleißigen jungen Manne, Herrn Gravier's künftigem Schwiegersohne, ein Notariatsbüreau errichtet, wird wöchentlich einmal ein ziemlich lebhafter Vieh- und Getreidemarkt gehalten, und sind zum künftigen Jahre uns ein Apotheker und ein Uhrmacher verheißen; es wird demnächst ein Meubeln- und ein Buchhändler und aller Ueberfluß einkehren, den das heutige Lebensglück verlangt; ob aber dann nicht auch der städtische Anstrich unsers Fleckens am Ende wird zu steifen Kleinstädtern uns schlichte Bauern stempeln?

Mein Vorschlag, die Kirche umzubauen und im Innern auszuschmücken, ein neues Pfarrgebäude aufzuführen, einen Marktplaz abzustecken und mit Bäumen zu bepflanzen, endlich auch die künftigen Straßen geradelinigt und luftig, mithin der Gesundheit heilsam anzulegen, fand — der gewonnenen Einsicht und Aufklärung sey Dank! — nirgends den mindesten Widerspruch; und so gelangten wir, unter Gottes Obhut, anstatt der früheren einhundert und siebenunddreißig, zu neunzehnhundert Feuerstellen, anstatt achthundert, zu fünftausend Häuptern

Rindvieh, anstatt siebenhundert, zu zweitausend Seelen innerhalb des Fleckens und dreitausend im Umkreise des Thals; zu zwölf wirklich reichen Häusern, zu hundert bereits wohlhabenden Familien, zu zweihundert, die es werden, und zu der übrigen, wohlgemuth arbeitenden Bevölkerung. Jedermann kann lesen und schreiben; und unserer siebenzehn sind es, die die Zeitung halten.

Es findet sich in der Gemeinde zwar allerdings noch immer mancher Bodensaz aus früherer Zeit, noch viele Armuth; doch Bettler und lumpige Müssiggänger giebt's nicht mehr, weil jeder Arbeit finden kann. Ich aber habe auch auf meinen stundenlangen Cursen jezt nicht mehr wie sonst einen meuchelmörderischen Schuß aus dem Gebüsche zu befürchten; ich weiß vielmehr, wer solches wagen wollte, der würde es mit dem Leben büßen. Die stille Liebe der Bewohner ist bei dem hiesigen Wandel aller Dinge mein einziger Gewinn, wenn anders ich nicht etwa dahin rechnen will, daß, wer mir begegnet, mir freundlich und fröhlich „guten Tag!'' sagt.

— Großer Gott! rief hier Genestas mit schwärmerischem Ausdrucke aus, wenn jeder Gemeinde auf dem Erdenrunde ein Schuzengel wie der hiesigen zu Theil würde, wie schön wäre dann die Welt!

Bei diesen Worten des Rittmeisters traten beide Freunde, nachdem es abendlich und kalt geworden war, in den sorgsam erwärmten Speisesaal und ließen sich Margretens Küche und Keller schmecken.

— Lieber Doctor! hub Ersterer dann wieder an, Sie sollten doch, beseelt von Bürgersinn und Bürgertugend, Ihren erleuchteten Rath dem Ministerium mittheilen; sollten es über so manche Punkte aufklären...

Benassis erwiederte, schwermüthig lächelnd: ich dachte wohl, daß Sie, wie Gravier, mir dies rathen würden; doch glauben Sie: man klärt so leicht kein Ministerium auf, am schwersten das, was selber Licht verbreiten will. Es sollte allerdings, was hier geschah, an jedem Orte geschehen, und jeder Stadtrath, Präfect, Minister in seiner Sphäre in gleichem Sinne handeln; dann würden wir, wie hier die kurze Strecke Wegs, bald Land- und Wasserstraßen von hundert Stunden Länge, wie hier die Werkstatt grober Bauernhüte, bald allgemeine Unabhängigkeit vom Auslande in jedem Handel und Gewerbe sehen. Denn in Betreff des Handels sind Aufmunterung und Schuz gleichbedeutend, wohl aber strebt eine richtige Handelspolitik nach völliger Unabhängigkeit vom Auslande, doch ohne ihre Zuflucht zu dem schimpflichen Douanen- und Prohibitiv-System zu nehmen. Die Industrie trägt in sich selbst ihr Leben; es besteht in Concurrenz; und wenn sie anders nicht als mittelst ängstlicher Einmischung und künstlicher Beschüzung der Regierung leben kann, so schläft sie unter Monopolen und Zollregistern ein und stirbt allmälig ab. Der Staat dagegen, dem alle anderen zinsbar werden müssen, ist ohne Zweifel der, von dem des Handels allgemeine Freiheit angekündigt ward, weil er, vermöge seiner Gewerbethätigkeit, im Stande ist, die Erzeugnisse wohlfeiler als alle übrigen zu liefern. — Doch, lieber Herr! mein Lebenszweck lag ja in diesen Studien keineswegs, wie auch die mir erst spät gestellte Aufgabe denselben nur zufällig begegnete. Ihr Gegenstand ist in der That zu einfach, um Stoff zu einer Wissenschaft zn bieten; es liegt ja weder etwas glänzend Ueberraschendes, noch etwas unergründlich Theoretisches, sondern nichts als praktische Anwendbarkeit darin. Mit solchen Dingen aber hat man selten leichtes Spiel. Sie sind es, welche, mehr als alle anderen, jeden Morgen wieder denselben frischen innern Muth, den scheinbar leichtesten und eben deshalb seltensten, verlangen, den Muth des Lehrers, der unaufhörlich, selbst bis zu eigener Stumpfheit, das Nämliche wiederholt; den unbelohnten Muth, denn während wir den Krieger, der, wie Sie, sein Blut in heißer Schlacht vergoß, hochachtungsvoll begrüßen, machen wir gemeinhin uns nur lustig über den, dessen Lebenslicht im schwülen Qualme einer Kinderschule langsam sich verzehrt. — Ja, lieber Freund! Gutes im

Verborgenen zu thun, wo findet das noch seine Jünger? — Des Alterthums stille Bürgertugenden sind ausgestorben! jezt lebt die Aufgeblasenheit als Seuche unserer Zeit; und nur wenige Einzelne bewahren noch in tiefer Brust die unsterblichen Ideen uneigennüziger Vaterlandsliebe, ächter Frömmigkeit und wahrer Ehre. Alle aber glauben und denken nur an sich und huldigen mithin dem Gegensaze der höchsten Bürgertugend, die in Selbstvergessenheit besteht. — Auch ich — das leugne ich nicht — habe lange Zeit mit mir gekämpft, ehe ich zu meiner hiesigen Verborgenheit und einem Leben voll Entsagung mich entschloß; und war, als ich entschlossen, dennoch zweifelhaft, ob ich als Pfarrer, Doctor oder Richter wirken solle. Das Sprichwort reihet dieses Kleeblatt sinnvoll an einander: es soll ein Heilkraut seyn für Seele, Leib und Staat; es soll den lezteren in seiner Grundverfassung, dem Gewissen, dem Eigenthum, und dem Gesundheitszustande bezeichnen. Einst bildete das Erste, dann das Zweite nur den Staat; man dachte sich, vielleicht mit Recht, den Priester, als Beherrscher der Gedanken, auch als den der äußeren Welt; so ward er König, Oberpriester, Richter. Dies war zur Zeit des Glaubens und Gewissens; die Gegenwart denkt anders und bedarf des ganzen Kleeblatts zum Wachsen und Gedeihen; ja, dies Kleeblatt bildet heutzutage mehr als je den großen Hebel der Cultur, .ıdem es die wirksamsten Mittel zur Veredlung aller Classen der Gesellschaft, die es tausendfach unmittelbar berührt, in sich enthält. Doch hört der Bauer lieber auf den Rath des Körper- als des Seelsorgers, denn jener spricht mit ihm vom nahegelegenen Acker, dieser vom entfernten Himmel, und wohl drohend mehr als tröstend. Dies bewog mich, Arzt zu werden. Ich berechnete die irdischen Interessen meiner Bauern, zu ihrem Besten, und machte ihnen die unfehlbaren Resultate meiner Anschläge mathematisch so einleuchtend, daß sie die Richtigkeit derselben anerkennen mußten. Die Ueberzeugung der Unfehlbarkeit macht bei dem Volke Alles; sie hat Napoleon zur Herrschaft, wie Mahomed zur Heiligung geführt; und was vom Großen, Allgemeinen, das gilt gleichfalls vom Einzelnen und Kleinen; der Maire ist seines Fleckens König wie der Eroberer — der Welt; und Dorfgemeinde wie Nation sind, ohne Hirten, willenlose Heerden.

Ich bin mit Strenge, zumal gegen meine Schuldner, hier aufgetreten, denn Nachsicht oder Schwäche gar führt bei Niederen und Hohen zur Verachtung. Ich habe zwar von Niemand, den wirklich Reichen ausgenommen, je einen Heller für meine Bemühungen verlangt, doch auch den Werth derselben nicht verheimlicht und den Preis der Arzneien dem wirklich Armen nur geschenkt, so daß meine Kunden mich zwar nicht bezahlen, ihr Schuldregister aber kennen. Bald kommt dann deren Einer und bringt mir Hafer für die Pferde, um sein Gewissen zu beschwichtigen; bald ein Anderer mit einem Sack voll Korn, wenn es gerade wohlfeil ist. Käme indeß der Müller, mich mit lumpigen Aalen für meine Gänge abzuspeisen, so würde ich ihm seine Freigebigkeit für so geringe Dienste recht derb unter die Nase reiben; dann bringt er zur Winterszeit vielleicht einen Sack voll Mehl, an Arme zu vertheilen. Ach ja! — das Menschenherz schlägt überall, nur darf es nicht geknickt werden! Ich denke von ihm jezt wieder besser als ehedem.

— Das mag Ihnen Ueberwindung genug gekostet haben! fiel Genestas ein.

— I nun, erwiederte Benassis. Ein gutes Wort findet doch noch gute Statt; es kommt dabei auf Ort und Art das Meiste an. Ich war den Bauern anfangs zwar, als Bürger, sehr zuwider, denn jeder Bürger ist in ihren Augen ihr Feind. Ich machte indeß nur Scherz daraus und dachte: unterscheidet sich, bei gleicher Sorge, nicht die Tugend von dem Laster wie Gewissensruhe von Gewissensangst? und eben so: verdient nicht jeder Schurke, je nachdem er's macht, sich Crösus Schäze oder auch den Galgen?

— Sie schweigen, lieber Doctor! rief Genestas aus; dann nehmen Sie meine volle Bewunderung für Alles was ich hörte hin, und erlauben mir, nur zu bemerken, daß ich Mahomed, den Sie erwähnten, zwar nicht kenne, von unserm großen Kaiser aber, den Sie gleichfalls nannten, weiß, daß er mehr als ein Mensch, daß er ein Heiliger war und bei Waterloo eben deshalb fallen mußte, weil der schwache Boden unsers Erdenrundes unter seinen Riesenschritten wich.

Bei diesen Worten unterbrach den Redner ein Bauer, der stürmischen Schrittes durch die Küche in den Saal trat.

— Was giebt's, fragte Benassis ihn gelassen.

— Ach sehen Sie, lieber Herr! die Bürgersfrau, die Vigneau — Sie kennen Sie gewis — ist auf einmal ganz weiß, ganz leichenblaß geworden, ein Anblick zum Erbarmen!

— Ich komme! war des Arztes Antwort, indem er, seinen Gast zurücklassend, dem erschrockenen Bauer folgte.

IX.

Wo ist der Laster Anfang?

Ex annonae caritate lucranti accrevit invidia.
Sueton. Ner. 45. init.

— Taboureau war hier, während Sie abwesend waren, sagte Margret ihrem Herrn, als dieser nach einer Stunde wiederkam.

— So? fragte er; gilt's einem Kranken?

— Nein. Er hat ein anderes Anliegen, wie er vorgiebt, und will wiederkommen.

— Ein ganz besonderer Mensch ist das! redete der Arzt hierauf Genestas an. Ich studire ihn gleichsam wie ein philosophisches Buch und bitte Sie, ihm, wenn er da seyn wird, Ihre Aufmerksamkeit zu schenken. Es wird Sie nicht gereuen. Er fing als ehrlicher, stets nüchterner und fleißiger Tagelöhner an, war einsichtsvoll und für den Aufschwung, den ich der Gemeinde mitzutheilen suchte, so empfänglich, daß es in einem Zeitraume von acht Jahren, vermittelst Sparsamkeit und Fleißes, ihm gelang, das für die hiesigen Verhältnisse bedeutende Vermögen von dreißigtausend Franken zu erwerben. Sie könnten aber zehn Jahre hindurch im Traume liegen, es würde Ihnen nicht einfallen, wie er dies angefangen. Er ist ein Wucherer, ein so pfiffig speculirender, auf alle Börsen der Gemeinde so heimlich und so gründlich abgefeimter Wucherer, daß mir es Niemand glauben würde, wenn ich die Schleichwege und alle versteckten Mittel, die er nuzt, nachweisen wollte.

Als jedermann anfing, sein Feld zum Kornbau zu bestellen, da hatte jener Teufelskerl nichts eiliger zu thun, als in der ganzen Gegend die sämmtlichen Sämereien aufzukaufen, um sie an Pächter und Büdner theurer wieder zu verkaufen. Wer nicht baar zahlen konnte, dem lieh er Gerste gegen eben so viel Roggen, nach der Ernte zu liefern, oder Waizen gegen Mehl. Das gab Profit! — Sonst war er ehrlich und geachtet, jezt ist er zänkisch und verächtlich und wird, je reicher, desto schlechter. Sein Beispiel zeigt, wie unerträglich dann der Bauer wird, wann er von seinem Arbeitsleben zum Wohlleben, von seiner Pflugschar zum Speculiren übergeht; halb schlecht, halb recht, halb klug, halb dumm, wird er die Plage seiner Oberen.

Bei diesen Worten verrieth ein schwerer Tritt im Vorgemache die Ankunft dessen, dem sie galten; und Benassis rief: Herein!

Ein mageres Kerlchen, von Haar und Augen grau, mit hohen Backenknochen und ironischer Hakennase, faltiger Stirn, gekniffenen Lippen, hohlen Wangen und spizigem Kinne, trat in reinlicher

Bauernkleidung, blauer Jacke und bunt geblümter Weste, zugleich mit seinem Tekkel ein, den weder Margret, noch des eigenen Herrn Stock abhalten konnte.

— Was steht zu Diensten? fragte ihn der Doctor.

Voll Mistrauen nach dem Fremden schielend gab Taboureau zur Antwort:

— Nichts von Krankheit zwar, Herr Maire; doch weil Sie den Geldbeutel nicht minder als den Körper heilen können, so wollte ich um Ihren Rath in einem streitigen Rechtsfall, der mich getroffen, bitten.

— Warum denn geht Ihr nicht zum Richter und Actuarius?

— Ei Herr! weil Sie's verstehen und Jene nicht, ich auch aus Ihrem Munde am sichersten erfahre, woran ich bin....

— Wißt Ihr denn auch, mein Freund, daß ich die Armen zwar mit Rath wohl gratis unterstüze, doch Streitigkeiten eines Reichen, wie Ihr seyd, nicht unentgeldlich untersuche? Was dazu Alles gehört hat mich viel Geld gekostet.

Taboureau zupfte und rollte den breiten Hutrand auf und ab.

— Mein Rath ist kurz: anstatt zu processiren und die Advocaten in Grenoble zu bereichern, gebt der armen Martin, die die Findelkinder aufzieht, einen Sack voll Roggen zum Geschenk...

— J, wenn's seyn muß, thue ich das recht gern... Doch hören Sie nur meinen Fall...

— Nun?

— Es mag zwei Monate her seyn, als ein Mensch aus St. Laurent zu mir in's Zimmer trat und hundertsiebenunddreißig Scheffel Gerste von mir zu Kauf begehrte. Ich fragte ihn ob sogleich? Er sagte: nein, zum Frühling erst, etwa im März. Darauf sagte ich: „topp;" wir handelten, tranken ein Glas Wein dazu, und wurden dahin einig, daß der lezte Marktpreis in Grenoble und die Ablieferung im Monat März, doch ohne Abzug des Verlustes der Lagerung, gelten solle. Seit jener Zeit nun aber ist die Gerste fort und fort gestiegen und was davon nur aufzutreiben ist, geht ab wie warme Semmeln!... Ich besann mich also nicht, meinen ganzen Vorrath zu verkaufen; natürlich! es ließ sich ja bedeutend darauf gewinnen, he?

— Ihr thatet Unrecht, Taboureau; der Vorrath gehörte Euch nicht mehr, war Euch nur anvertraut. Was meint Ihr wohl, wenn statt zu steigen, die Gerste gefallen wäre, Ihr hättet wohl den Käufer nicht gezwungen, den bedungenen Preis zu zahlen?

— Wer weiß, ob er's gethan hätte! Beim Handel wie im Kriege gilt das Zugreifen. Auch geht das Eigenthum erst mit der Zahlung über. — Meinen der Herr Offizier nicht auch?

— Laßt Euch warnen, Taboureau! sprach Benassis nachdrucksvoll; Gott ist gerecht und läßt kein Unrecht ungestraft. Ein so gescheuter, tüchtiger und reicher Mann, wie Ihr seyd, wird der Gemeinde doch ein Beispiel von Unrechtlichkeit nicht geben wollen? — Könnt Ihr verlangen, daß die armen Teufel ehrlich bleiben und Euch nicht bestehlen und berauben, wenn Ihr so processirt? Bedenkt die Folgen! Ihr seyd im Unrecht. Der Handel war geschlossen; und hätte der Käufer die Gerste schon abgeholt gehabt, so hättet Ihr sie wahrlich, des in die Höhe gegangenen Preises wegen, nicht wiederfordern dürfen; Ihr habt mithin mit fremdem Eigenthume, das vertragsgemäs in Geld schon umgewandelt war, geschaltet.

Dies Alles hörte der kalte Wucherer gleichmüthig an und fuhr dann fort:

— Jezt wollen sie mich zwingen, die Gerste zum Preise des vorigen Winters zu liefern; das brauche ich aber nicht und thue ich nicht....

— Hört, Taboureau! besinnt Euch nur nicht lange es zu thun, oder rechnet auf keines Menschen fernere Achtung. Euer Credit und guter Name wären hin!

— Was scheert das mich? — Sie mögen immerhin mich einen Gaudieb nennen! Kommt's über'n Handel her, beleidigt's nicht; da gilt nur, was gelingt ....

— Nun, wenn Ihr so gesinnt seyd, so verdient Ihr jenen Namen.

— Ich halte mich an's Gesez.

— Das Gesez ist nicht für Euch.

— Ist das gewis, auch ganz gewis, Herr Maire? denn davon, sehen Sie, hängt's ab.

— Ja, ganz gewis; ich würde es, wäre ich nicht bei Tische, Euch schwarz auf weiß im code zu lesen geben. Den Proceß verliert Ihr zuverlässig; und dann verbiete ich Euch für immer meine Schwelle; ich gehe mit Niemand um, der mir verächtlich ist. Bedenkt Euch Beides, hört Ihr?

— Herr Maire! Sie irren sich; den Proceß verliere ich nicht! rief Taboureau in keckem Tone; denn, verstehen Sie recht: mein Gegner ist mir Gerste schuldig, ich habe sie von ihm gekauft, und er ist's, der sich weigert, sie zu liefern. Was brauche ich bei so klarer Sache das Gericht?

Beide erstaunte Zuhörer des frechen Rabulisten sahen sich verstohlen einander an.

— Wenn sich die Sache so verhält, so ist der Andere ein Betrüger; mit solchen Leuten müßt Ihr Euch nicht einlassen.

— Das ist's eben, was ich meine, mein Herr Maire. So ein Kerl versteht's.

— Genug davon.

— Empfehlung, meine Herren!

— Was meinen Sie, mein Freund? fragte Benassis seinen Gast, als sie der Wucherer verlassen; gilt nicht von dem, was ich gesagt: entweder Crösus Schäze oder auch den Galgen?

Sie brachten den übrigen Theil des Abends unter wechselndem Gespräche, bald von der Politik und bald vom Kriege hin, bei welchem lezteren des alten kaiserlichen Kriegers Erbhaß gegen England in vollen Flammen stand.

— Wen habe ich denn die Ehre zu bewirthen, lieber Herr? fragte zulezt der Doctor.

— Ich heiße Joseph Blüteau, war Genesta's Antwort, bin Rittmeister und stehe in Grenoble.

— So, so. — Sie sagten mir, Sie wünschten Gravier's Curart zu befolgen; dann müssen Sie früh Morgens mit mir aus; wer weiß, ob Sie das mögen, ob Sie mein tägliches Einerlei nicht langweilt, da Sie so wenig Landmann sind als Maire und Arzt? — Ich kann es Ihnen nur der Bewegung und des Luftgenusses wegen anbieten.

— Mit Freuden nehme ich Ihr Anerbieten an, wenn Sie der Furcht, zur Last zu seyn, mich überheben.

X.

Die beiden Wohnzimmer.

Um einen Menschen genau zu kennen und richtig zu beurtheilen, muß man ihn in seinem Hausrocke belauschen.

Der Doctor führte seinen Gast, den Rittmeister Genestas, wie wir ihn nach wie vor, troz seiner Namensfälschung, nennen, in ein Gemach des ersten Stocks, wo Margretens Sorgfalt bereits durch Heizen, und die des Wirthes selbst durch Fingerzeig auf einen Glockenzug, um daran zu ziehen, wenn etwas fehlen sollte, offenbar ward.

— Was könnte hier wohl fehlen, rief der Rittmeister, wo selbst der Stiefelknecht besorgt ist! Das Möbel, dessen Werth der Soldat am besten kennt, da es im Kriege Augenblicke giebt, wo man Feuer anlegen könnte, es zu besizen, ich meine, wenn, nach mehreren Märschen oder Schlachten die Füße in den nassen Stiefeln dermaßen angeschwollen sind, daß keine Macht und keine Kunst sie daraus erlöst.

— Poz alle Tausend! welche Pracht! rief er dann aus, des Zimmers saubere, ja, reiche Wöhnlichkeit gewahrend. Wie wird's nun vollends in des Hausherrn eigenem Zimmer aussehen!

— Treten Sie näher! sagte dieser; ich bin Ihr Nachbar.

Man denke sich des Rittmeisters Erstaunen, als er hier nakte Wände fand mit gelbgeblümter, verblichener und zerrissener Papiertapete; im Hintergrunde eine eiserne, grob lakirte Bettstelle, von deren Aufsaz zwei schmale Gardinenstreifen von grauem Cattun herunterhingen, ein wahres Lazarettbett, vor dem ein kleiner, schmuziger, razenkahler Teppich lag. Am Kopfende stand ein hochbeiniger Nachttisch von Nußbaumholz mit knarrender Schiebeklappe; an den Wänden waren rings vertheilt drei Stühle, zwei alte Rohrsessel und eine Nußbaumcommode, das Waschgeschirr enthaltend; auf dem gemalten Gesimse des ungeheizten Camins lehnte ein alter Spiegel nebst Rasirzeuge; der Fußboden war zwar gefegt, aber stellenweise abgenuzt und ausgetreten; an den zwei Fenstern hingen Gardinen von grauem Cattun mit grünen Franzen; und in der Mitte endlich stand ein runder Tisch mit Schriften, Tintenfaß und Federn. Die einzige Zierde dieses mehr als einfachen Hausgeräthes war Margretens überall sichtbare Sauberkeit, wenngleich auch sie dazu beitrug, an ein beschauliches, der Außenwelt abgestorbenes Klosterleben zu erinnern.

Eine anstoßende Kammer sah vollends nicht blos unbewohnt, sondern unbewohnbar aus. Dort lagen auf staubigem Boden staubige Bücher; und Börte, worin Flaschen mit verschiedenen Etiketten, deuteten auf eine Apotheke hin.

— Sie werden wissen wollen, hub Benassis an, warum Ihr Zimmer und das meinige so verschieden sind? Der Grund ist erstlich, weil ich von jeher in die Seele derer mich geschämt habe, die ihre Gäste unter das Dach logiren und ihnen Spiegel geben, die zu klein oder zu groß, oder gar gelb und grün aussehen machen, da wahrlich doch des Wirthes erste Pflicht erheischt, es seinen Freunden so nett und wöhnlich als möglich einzurichten: denn Gastfreundschaft ist, meiner Ansicht nach, nicht eine Tugend nur, sie ist auch Eitelkeit und Glück. Mithin — Sie mögen sie betrachten wie Sie wollen, als Speculation sogar — ist's immer doch die Pflicht, des Freundes und des Gastes Sinn zu streicheln und zu schmeicheln. Aus diesem Grunde nun gehören in Ihr Zimmer die guten Stühle und der gute Teppich, die Vorhänge, die Tischuhr, die hohen Leuchter mit Wachslichtern und die Nachtlampe; Ihnen gebüren die neuen Pantoffeln, die warme Milch und der Bettwärmer. Ich hoffe, Sie machen es sich in dem weichen Polsterlehnstuhle, den der selige Pfarrer — Gott weiß in welchem Winkel — aufgestakt hat, recht bequem und denken sich, Sie wohnten hier noch unter des Pfarrers mildem Krummstabe; auch wünsche ich, daß meine Messer gut rasiren, die Seife tüchtig schäumt, kurz, Sie in Allem sich bald heimisch fühlen mögen! Ein zweiter Grund, warum die beiden Zimmer so verschieden sind, meine Wohnstube so kahl, die Kammer so unordentlich erscheint, wird Ihnen morgen einleuchten, wenn sie das beständige Laufen zu und von mir erst bemerkt haben. Ich bin fast keinen Augenblick allein: stets von Bauern überlaufen, gehöre ich ihnen mit Seele, Leib und Hause an. Drittens bin ich wahrlich auch kein Stubenhocker, sondern die meiste Zeit auf der Landstraße; wozu denn also mich mit Prunk und Luxussachen plagen und täglich fürchten, daß plumpe Leute sie verderben? Endlich aber — und dies ist der Hauptgrund — sind mir alle Dinge dieser Welt ganz unbeschreiblich gleichgültig.

Mit diesen Worten trennten sich die Freunde unter herzlichem Händedrücken, um zu schlafen; doch ehe Genestas dazu kommen konnte, trat ihm noch oft, und jedes Mal größer, der räthselhafte Doctor vor die Seele.

XI.

Der Tod im Thal, der Tod in den Bergen.

Der Tod ist ein Chamäleon;
Er borgt immer die Gestalten
Der Seelen, denen er sich zeigt.
Pfeffel.

Am andern Morgen war es, nach ächter Reiterart, Genesta's Erstes, sich nach seinem Braunen umzusehen, der, glatt gestriegelt, an voller Krippe stand.

— Schon so zeitig, als würde Allarm geblasen? rief Benassis ihm entgegen; das heiße ich Soldat mit Leib und Seele seyn!

— Ei, guten Morgen, lieber Doctor! wie steht's Befinden? gab der Rittmeister mit treuherzigem Händedrucke zur Antwort.

— Mir ist niemals ganz wohl, erwiederte der Doctor mit halb verdrießlicher, halb schwermüthiger Betonung.

— Wie haben der Herr geschlafen? redete Margret ihren Fremden an.

— Vortrefflich! auf den weichen Pfühlen, die einem Brautbette Ehre machen würden!

— Wie artig! dachte sie bei sich.

— Wir wollen unser Tagewerk bei zwei Leichen, wenn's gefällig ist, beginnen, bei einem Anblicke, sagte Benassis, den der Arzt zwar zu vermeiden pflegt, weil Leichen angeblich seine Opfer sind, wobei jedoch Sie an der menschlichen Natur die auffallende Bemerkung machen können, wie wesentlich verschieden die Bewohner des Gebirges von denen des Thales ihre Gefühle äußern. Jene sind voll Energie, gleichsam wie die Helden des alten Testamentes, diese voll Geschick; jene sind hochherzig, diese kleben am Irdischen; so daß, mit Ausnahme des Thales von Anjou, dessen nördliche Bewohner durch Mangel wie die südlichen durch Fülle geistiger Anlagen ausgezeichnet sind, es keine verschiedenartigere Bevölkerung geben kann; und doch ist's nur ein Bach, der sie in Haltung, Gang, Gesicht, in Sitten und Beschäftigungen trennt! Wie wichtig für den denkenden Gesezgeber, den es empört, die verschiedensten Naturen über Einen Kamm zu scheeren!

Sie bestiegen die vorgeführten Pferde und ritten davon. Bald hielt der Doctor in der Nähe eines nach den Bergen der Cartause hin gelegenen Hauses still, an dessen Eingang auf zwei Stühlen, umringt von Kerzen und grünen Jasminbüschen und am obern Ende von dichtem Weinlaube umrankt, ein mit schwarzem Tuche beschlagener Sarg, ein Buchsbaumzweig in Weihwasser daneben, stand.

Ein Jeder, der vorbeikam, knieete nieder, sprach das Vaterunser und besprengte den Sarg mit einigen Tropfen Weihwassers; ein junges Mädchen aber fegte vor dem Hause, um das Trauerfest durch Sauberkeit zu feiern, während des Verstorbenen ältester Sohn geschäfts- und regungslos am Treppenpfosten lehnte und helle Thränen weinte, die er heimlich zu trocknen suchte. Benassis und Genestas beobachteten die Trauerscene aus der Ferne, nachdem sie, hinter niedrigem Gemäuer abgestiegen, ihre Pferde an eine Pappel angebunden hatten; und sahen die Wittwe, von ihrer Nachbarin begleitet, die einen Milchtopf trug, den nahen Stall verlassen.

— Verliert den Muth nicht! sagte diese.

— Ach! lieber Himmel! hab' ich ihn doch fünfundzwanzig Jahre gehabt und soll ihn jezt entbehren... es ist zu hart! so schluchzte jene. Doch sezte sie nach einer Pause mit ausgestreckter Hand hinzu: ich bekomme noch zwei sous.

— Seht doch! das hätte ich bald vergessen! fügte jene bei, indem sie sie ihr gab. — Verzagt nur nicht! Da kommt der Doctor.

— Nun, liebe Frau! wie geht's? fragte dieser.

— Ach, lieber Herr! wie soll es gehen? Er hat's ja überstanden! muß schon gut seyn! — Doch tretet näher, meine Herren! he! Jacob, Stühle her! das müssige Umherstehen macht den Vater doch nicht wieder lebend; mußt jezt für ihn mit thätig seyn!

— Habt Dank, gute Frau! wir haben nicht Zeit zum Sizen. Euer Sohn ist brav; er wird den Vater schon ersezen und für Euch sorgen.

— Zieh' Dich nur an, Jacob! rief dann die Wittwe; sie kommen schon, ihn zu holen....

— Lebt wohl, Frau! sagte Benassis.

— Ihre Dienerin, meine Herren!

— Sagte ich es nicht? hub' der Arzt an; hier wird der Tod nur wie ein unvermeidliches Ereignis angesehen; der gewöhnliche Lebenslauf keineswegs dadurch gestört und nirgends Trauer angelegt; sie macht nur Kosten, die man aus Armuth hier, und dort aus Sparsamkeit vermeidet. Von solchen Sittenregeln, wie heilsam sie auch dem öffentlichen Wesen sind, weiß unser roher Bauer nichts; sein Ideenkreis reicht höchstens bis zur Einsicht, daß öffentliche Ordnung und physisches Gedeihen nöthig sind; doch den Gedanken, daß in der menschlichen Gesellschaft gar mancher Schein die Wirklichkeit vertreten und wiederum erst manche Wirklichkeit der Sittenregel Leben geben muß, den kennt er nicht. Ein großes Uebel aber ist, daß wenn von hundert Bauernseelen zwei oder drei, die zart und weich geformt sind, ausgenommen werden, die andern alle den Tod auch ihres liebsten Angehörigen in Jahr und Tag vergessen! Es fehlt der Sinn für Frömmigkeit und Religion; mit ihm des Volkes eigentliches Herz; und wehe der Regierung, die dieses Herz verwahrlost! wehe ihr, wenn sie nicht unablässig dafür sorgt, daß bei dem rohen, kindischen Volke wie der Gehorsam vor den menschlichen, so auch die Ehrfurcht vor den göttlichen Gesezen stets bewahrt und insbesondere der Glaube stets lebendig in ihm bleibe, es sey die Vorsehung allein, die niederschmettern und aufrichten, die irdischen Güter spenden und entziehen könne. — Ich selbst — das leugne ich nicht — war früher gleichfalls in den Irrweg höhnender Zweifelsucht gerathen, doch, wie es scheint, nur um den ganzen Werth der Gottesverehrung, den heilsamen Einfluß der Familienfeste und jeder stillen bürgerlichen Sitte desto inniger zu schäzen. Denn wahrlich, immer wird das Grundprincip der menschlichen Gesellschaft das Familienleben seyn. In ihm beginnt die Wirksamkeit der Macht und des Gesezes; in ihm soll wenigstens vor Allem der Gehorsam sich erlernen. Doch hat das herrschende System der heutigen Gesezgebung die Principien des Familiengeistes und der väterlichen Gewalt, in der Gesammtheit ihrer Folgen aufgefaßt, noch immer nicht hinlänglich entwickelt. Es müßten die Geseze auf die vierfache Eintheilung der menschlichen Gesellschaft: Familie, Gemeinde, Provinz und Vaterland, sich gründen und mit gleicher Sorgfalt den äußeren Glanz der Trauungen, Taufen und Begräbnisse bestimmen. Die bald rührende, bald prächtige Weise, in welcher der katholische Gottesdienst bei allen wichtigen Ereignissen des Lebens auftritt, hat zu seiner Kirche Macht und tiefen Wurzel Vieles beigetragen; wie denn überhaupt der Gottesdienst, als Ausdruck des Bundes zwischen Gott und Menschen; die alleinige Macht zur Bildung eines dauerhaften Gesellschaftswesens ist.

— Jezt wollen wir in's Gebirge, von wo wir, zweitausend Fuß höher als das Mittelmeer, Savoyen und die Dauphinee, die Lyoner Berge und die Rhone übersehen können. Dort werden Sie auf einen der Pächterhöfe Graviers, in einer ächten Berggemeinde, den Anblick haben, von dem ich eben sprach, den Anblick einfach schönen Prunkes, der sich für jedes wichtige Familienereignis ziemt. Dort ist das Trauerkleid das wahre Zeichen der Empfindung; auch der Aermste sucht es zu erbetteln und bettelt nicht vergebens. Die Wittwe klagt und weint noch nach zehn Jahren wie den ersten Tag. Nach ächter Patriarchensitte ist die väterliche Gewalt dort unumschränkt; des Vaters Wort gilt über Alles; und über Allen sizt, bedient von Frau und Kindern, der Hausherr an dem Tische; kein Unehrbietiger in Wort und That darf sich ihm nahen. Diese Zucht bewahrt hochherzige Gefühle und ernste Sitten, indem sie Sinn für Fleiß und Sparsamkeit und Recht erzeugt. Wird der Familienvater alt und schwach, so theilt er seine Habe in der Regel gleichmäßig an die Kinder aus und wird von ihnen dann ernährt, bald vom einen, bald vom anderen, oft wie ein Kind gepflegt.

— So machen es auch die Mährischen Brüder, fiel Genestas ein, die ihre strenge Zucht zu den abgehärtesten Soldaten bildet.

— Einfache Sitten, fuhr Benassis fort, haben mit der Wahrheit das gemein, daß sie überall dieselben sind; und wenn sich allerdings nicht leugnen läßt, daß das Landleben manche Idee erstickt, so ist doch auch nicht minder wahr, daß es manches Laster mindert und manche Tugend nährt. Je weniger Menschen sich auf Einem Punkte häufen, desto seltener sind dort Unrecht und Verbrechen. Reine Luft macht reine Sitten.

Die Reiter hatten jezt die Bergeshöhe, einen kahlen, unfruchtbaren Felsenrand, erreicht, und schwelgten in dem Anblicke, den eine weite, sonnenklare Aussicht auf die Dauphinee, Savoyens Felsen und Lyon's Gebirge ihnen bot.

Da drang ein Klagelied in ihre Ohren und der Doctor sagte: das ist das Kirchenlied, womit die Leichenfeier anhebt. Genestas gewahrte an dem westlichen Abhange des Berges einen großen, stattlich gebauten Pächterhof im Schatten alter Bäume. Doch war in dessen Innerem Alles still und stumm;

der Vieh- und Pferdestall, ja selbst der Hühnerhof, war fest verschlossen und verriegelt; der Fahrweg glatt geharkt; und seltsam traf die Regungslosigkeit, wo sonst nur Leben ist, der Stillstand aller Arbeitsthätigkeit, der düstere Schatten der Berge und der Bäume, seine Seele.

Obzwar Schreckbilder dem Rittmeister nichts Unbekanntes waren, so schauderte er dennoch, als er ein Duzend Männer und Frauen, die reihenweise außerhalb des Hauptportales des Pächterhauses standen, laut schluchzend und mit gräßlicher Betonung zweimal: der Herr ist todt! der Herr ist todt! ausrufen hörte. Aus dem Innern des Hauses erscholl gleichfalls mehrstimmiges Klaggeschrei, das nur von Zeit zu Zeit eine einzelne Frauenstimme unterbrach.

— Ich darf wohl in das Trauerhaus nicht mit hinein? fragte Genestas.

— Warum nicht? war des Arztes Antwort. Ich gehe hinein, um nach der Leiche und etwa krank Gewordenen mich umzusehen. Folgen Sie mir nur; es ist der Mühe werth, und in der Menge bemerkt Sie vielleicht Niemand.

Somit betraten sie das Haus, in dessen erstem Zimmer die Verwandten des Verstorbenen beisammen waren. Sie suchten das Schlafzimmer zu erreichen, das neben der Küche an einen großen Saal grenzte, worin für etwa vierzig Menschen ein großer Tisch gedeckt war.

Die Ankunft des Arztes unterbrach die Rede der einfach gekleideten Hausfrau, die, mit aufgelöstem Haar, am Sterbelager stand, durch hohen Wuchs und rednerischen Ausdruck ausgezeichnet. Sie hielt die rechte Hand des Todten, der im Sonntagskleide in einem offenen Gardinenbette lag, fest in der ihrigen: ein Bild, das, bei den Silberlocken und den edlen Zügen des Verblichenen, worin des Himmels Frieden lag, fast etwas Theatralisches an sich hatte. Rings um das Bett, zwischen brennenden Wachskerzen, waren zunächst die Kinder, dann die nächsten beiderseitigen Verwandten des Ehepaares, das der Tod hier trennte, nach ihren Nähegraden, die der Frau zur linken, die des verstorbenen Mannes zur rechten Seite, aufgestellt; und Alle knieeten abwechselnd zum Gebete nieder. Im Hintergrunde stand der Geistliche mit seinen Offizianten, den leeren Sarg bewachend, das letzte Bett, das bald den theuren Familienvater aufnehmen und für immer den Seinigen entreißen sollte!

— So war es im Himmel denn beschlossen, daß Du, geliebter Gatte! mir vorangingest, da Dich des besten Arztes Kunst nicht retten konnte! rief die Wittwe, auf Benassis deutend, aus. — Kalt und starr ist diese Hand! hin für immer mein treuester Gefährte! und unser Haus seines Oberhauptes beraubt! Wohl kannten Alle, die mit mir Dich jezt beweinen, Deinen edlen Sinn und hohen inneren Werth; doch nur mir, nur mir allein war Deine Herzensgüte, Deine Langmuth und Geduld bekannt!... Geliebter! Dich soll ich lassen, Dich, meinen Schuz und Schirm!.. Ach! in Dir verlieren Alle ihren Vater, denn Du schlossest Alle mit gleicher Liebe in Dein Herz!...

Sie warf sich in Verzweiflung auf die Leiche, drükte sie mit Inbrunst an sich und überhäufté küssend sie mit Thränen.

Zugleich erscholl von draußen her das wiederholte Klaggeschrei der Dienerschaft: der Herr ist todt! der Herr ist todt!

— Ja, todt! hub dann die Wittwe wieder an; unser Vielgeliebter, unser Aller Ernährer und Beglücker, der unermüdlich für uns sorgte und für unser Aller Wohlfahrt wachte; unser freundlicher Rathgeber und Beschüzer ist nicht mehr! Ich darf ihn jezt wohl preisen, wie liebreich er stets war und mir nie den mindesten Verdruß gemacht! Er war so sanft, so brav, so fromm! Selbst wann wir, seiner Gesundheit wegen, ihn bestürmten, sagte er gelassen: „wozu das, Kinder, meine Tage sind gezählt!" wie wenn er heiter zu uns sprach: „jezt ist mir wieder wohl!" Großer Gott! du raubtest mit dem besten und geliebsten aller Wesen uns die Freude unsers Hauses, unsers Lebens! Mit ihm war Glück und Liebe, ohne ihn wird Gram und Trauer seyn! und was beginnen wir, auf ewig unsers Schuzengels beraubt! auf ewig! ewig! O meine Kinder! meine Freunde! meine Leute! die Ihr mit mir unsern Vater, Freund und Herrn verloren habt! — Sie knieete nieder und küßte zärtlich des Verblichenen Hände. Da rief es wieder draußen: der Herr ist todt! der Herr ist todt!

Der älteste Sohn trat heran und sagte leise seiner Mutter: die von St. Laurent sind da und müßten wohl Wein bekommen?

— Nimm die Schlüssel, lieber Sohn, erwiederte sie mit sanfter Stimme; Du bist jezt Herr im Hause; bewirthe sie, wie es Dein Vater that, damit sie es hier unverändert finden. Dann fuhr sie, zu der Leiche gewendet, fort: Nimm noch Einen warmen Händedruck, Geliebter, wenn Du ihn auch nicht mehr fühlst! Nimm den Schwur noch hin, der, wenn Du lebtest, Dir ein Trost seyn würde: daß Du ewig in dem Herzen leben wirst, dessen Wonne Du gewesen, und daß fortan die Rückerinnerung an die dahin geschwundene Wonne mein einziges Glück ausmachen wird.

Bei diesen Worten rief die ganze Dienerschaft: der Herr ist todt! noch einmal herzzerreissend aus; die Wittwe aber griff nach ihrer Scheere, die am Gürtel hing, schnitt ihr aufgelöstes Haar kurz ab und legte es dem Todten in die Hand.

Das tiefste Schweigen folgte.

— Hiermit erklärt sie, flüsterte Benassis dem Rittmeister in's Ohr, allen umstehenden Verwandten ihren Willen, sich nicht wieder zu verheirathen.

— Nimm sie hin! rief sie dem Entschlafenen nach, mit einem Ausdrucke, worin ihr ganzes, schmerzerfülltes Herz lag; verschließe sie, als Unterpfand meines Eidschwurs, in Dein Grab! Wir sind dann unzertrennt; und lebe ich, so lebe ich nur in Dir, um Deinen heiligen Willen zu erfüllen und würdig Dein Andenken zu ehren; nur für Dich und unsere Kinder, in deren Anblick Deine Seele sich verjünge!....

Benassis gab dem Rittmeister einen Wink zum Herausgehen.

Eine unzählige Menschenmenge aus verschiedenen Gemeinden hielt, zur stillen Beileidsbezeugung, das Trauerhaus umlagert.

— In diese Ausbrüche von Schmerz, wie wir sie eben bei der Wittwe sahen, hub Benassis an, werden außer ihr auch andere Glieder der Familie noch gerathen, denn sie gehören, bis der Leichnam in den Sarg gelegt ist, zur herkömmlichen Trauerfeier. Hierbei ist aber die große Eigenthümlichkeit, daß dergleichen Gedächtnisreden vor versammelter Familie nur diejenige Wittwe halten darf, die keines Fehltritts sich bewußt ist; sie würde widrigenfalls ihr eigenes Verdammungsurtheil sprechen und Klägerin und Richterin zugleich seyn. Wahrlich, eine erhabene Sitte, die Lebenden zugleich mit den Verstorbenen zu richten! — Die Trauer wird erst acht Tage nach eingetretenem Todesfalle in Beiseyn des Familienvereines angelegt. Dieser bleibt jedoch bis dahin bei der Wittwe und den Kindern, um die nöthigen Geschäfte zu besorgen und Trost zu reichen; und er ist's gerade, der, vermöge jener unsichtbaren Gewalt, die die Menschen gegenseitig im Zaume hält, den heilsamsten moralischen Einfluß übt. Die ganze Feier schließt sich endlich damit, daß am Tage der Traueranlegung ein großer Abschiedsschmaus zu Ehren des Familienvereins gegeben wird. Man hält strenge auf diese Sitte; und wer seine Pflichten gegen das verstorbene Familienhaupt versäumt, dem wird bei seinem einstigen Hinscheiden kein Kirchenlied gesungen.

Benassis wünschte dem Rittmeister, ehe er mit ihm den Pächterhof verließ, die innere Einrichtung eines jener Musterviehställe zu zeigen, deren oben schon Erwähnung geschehen ist, und führte ihn deshalb im Vorbeigehen hinein.

Genestas erstaunte über den Umfang und die Höhe des Gebäudes, in welchem Kühe und Ochsen in der Art in zwei Reihen eingeräumt waren, daß sie mit den Hintertheilen nach den Seitenwänden, mit den Köpfen nach dem Innern standen und durch einen hinreichend breiten Gang, der zwischen den Räumen und den Außenwänden lag, hineinkamen. Auf diese Weise war eine freie, offene Lage für die Krippen, dichte Wärme für des Viehes Schnauzen, Licht für dessen Augen, und rings herum Zugänglichkeit für den Herrn bewirkt. Das Futter fiel aus dem oberen Zimmerwerke, eine Art von Bretterboden, leicht und unzersplittert in die Raufen. Der Raum zwischen beiden Krippenreihen war groß, reinlich, luftig und gepflastert.

— Hier, sagte Benassis, indem er mit seinem Gaste auf und nieder ging, werden zur Winterzeit die Arbeits- wie die Freistunden zugebracht, weil es hier warm und geräumig ist. — Nach dem nämlichen Plane sind auch die Schaafställe gebaut; und eine Freude ist's zu sehen, wie auch das vierfüßige Gewohnheitsthier auf hergebrachte Ordnung hält. Ein jedes kennt aufs genaueste seinen Raum und läßt geduldig alle ein, die höher hinaufstehen als es selbst. Bemerken Sie nur auch, wie viel Raum zwischen der Kuh und der Wand übrig ist, um sie zu melken und zu warten; und eben so, wie abschüssig der Boden liegt, um den Unrath abzuleiten.

— Von diesem Viehstalle läßt sich auf Alles schließen, bemerkte Genestas. Ihre Schöpfungen sind herrlich, sage ich ohne Schmeichelei.

— Sie haben mir Mühe genug gemacht!

seufzte Benassis. Dafür haben wir jezt aber auch dies schöne Vieh!

— Es ist vortrefflich! sagte der Rittmeister.

Nach einstündigem Ritte hatten beide Freunde das heimische Gebiet erreicht.

— Jezt will ich Sie, so unterbrach Benassis das beiderseitige Schweigen, zu einem der zwei alten Krieger aus Frankreichs Kaiserzeiten führen, die die Gemeinde aufzuweisen hat; zuvor jedoch aus seinem Leben das Bemerkenswehrteste erzählen.

XII.

Das große Kapitel von den Armen.

Was dem Armen auch das härteste Geschick, auch die ungerechteste Behandlung nicht raubt, vielmehr sein sicheres Gut ausmacht, das ist die freie Himmelsluft, der weiße Stock, der Bettelsack; das ist der Christenmuth, die Thränenperle auf der bleichen Wange, der Anspruch an das Mitleid edler Herzen, und manche stille Gabe, die ihn mehr, als tausend Reiche ihr unverdienter Ueberfluß, erquickt.

— Goudrin gehörte, achtzehn Jahre alt, zu der großen Aushebung des Jahres 1792, ward Kanonier, und machte als Gemeiner alle Kriege, von Aegypten bis nach Moskau, mit.

— So sind wir Brüder! rief Genestas; auch ich war ja am Niel wie an der Berezina! und auch mich verschonte des Südens Sonnengluth, wie des Nordens eisige Kälte!

— Nun, Sie werden ihn sehen, den stämmigen Mann, der wie geschaffen zum Pontonnier an der berühmten Berezinabrücke war. Dort stand er, zur Einrammung der ersten Pfähle, mit einundvierzig anderen altbemoosten Kriegern — den einzigen, die der General Eblé zu dieser Arbeit noch fähig finden konnte — neben diesem bis an die

Brust im Wasser, und einzig nur durch die Verheißung einer Pension von tausend Franks und eines Ehrenkreuzes in jener schreckenvollen Lage unverzagt. Dem ersten Kameraden, der hineintrat, entriß eine anströmende Eisscholle zuerst ein Bein, dann die Besinnung und das Leben; darauf kamen an jenem Schauderorte noch der General und achtundzwanzig Pontonniere um; zwölf andere starben elend in polnischen Lazaretten; jezt ist von allen nur Goudrin noch am Leben, der erst im Jahre 1814, nach der Rückkehr der Bourbons, aus Wilna wieder ankam. Weil indeß sein General, dessen er ohne Thränen nie gedenkt, das Zeitliche gesegnet hatte, er aber lahm und taub geworden war, überdies nicht lesen und schreiben kann, so fand er nirgends Schuz und Unterstüzung, und kam bettelnd nach Paris. Dort suchte er nicht etwa die verheißene Pension von tausend Franks, auch nicht das Ehrenkreuz, sondern nur das ihm gebürende Ruhegeld wegen zweiundzwanzig Dienstjahre und Gott weiß! wie viele Feldzüge bei dem Kriegsminister nach, erhielt jedoch so wenig den Rückstand seines Soldes als Reise- und Ruhegeld; und kam, nachdem er es ein volles Jahr hindurch vergebens nachgesucht und Alle angesprochen hatte, die ihm ihr Leben zu verdanken, zwar trostlos, doch ergeben, in seiner hiesigen Heimat an. Hier lebt der Held in stiller Abgeschiedenheit, steckt Gräben ab für fünfzehn sous das Klafter, steht

Tagelang im Sumpfe, und nimmt Arbeit auf sich, vor der sich jeder Tagelöhner scheut. Zwar geben Taubheit und Verschlossenheit ihm nicht den besten Ausdruck, doch ist sein Inneres voll Herz und Seele. Wir sind deshalb auch gute Freunde, und an großen Schlacht- und Namenstagen, wie dem des Kaisers, dem von Austerlitz, von Riwoli, von Waterloo ißt er allein bei mir und kriegt beim Abschiede einen Napoleonsd'or zu vierteljährigem Wein, ein Goldstück, das jedoch der Stolze nur als Bild des Kaisers nimmt. Wie ich, so liebt ihn jedermann und heißt an seinem Tische ihn willkommen. Bei allem Kummer über die erlittene Mishandlung schmerzt der Verlust des Kreuzes ihn doch mehr als der des Ruhegeldes; und was allein ihn tröstet, ist ein Händedruck des Kaisers nach vollendetem Brückenbau. Er lebt nur in der Erinnerung dieses Augenblicks und in der Hoffnung der einstigen Wiederkehr Napoleon's, von dessen Tode er durch nichts, sondern nur von britischer Gefangenschaft sich überzeugt. Es mag sich deshalb jeder Engländer, in Gondrin's Hände zu gerathen, hüten!

— Vorwärts! rief Geneslas aus, als müsse er der ferneren Schilderung des Doctors, gleichsam wie den Schlingen eines Zauberbildes der Vergangenheit, gewaltsam sich entwinden, Marsch, Marsch! ich muß den Gondrin sehen!...

— Auch der andere alte Kriegskamerad, den

wir hier haben, Namens Goguelat, fuhr Benassis ungeachtet des gestreckten Trabes, worin sie weiterritten, fort, ist ein Eisenfresser aus der Zeit der Schlachten und Triumphe. Auch er trug wollene Epaulets und viel Ungemach, doch einen heiteren Sinn davon, liebt Napoleon noch immer mit Begeisterung und schmückt sich stolz mit Kreuz und Band, das jener ihm bei Valoutina gab. Als echter Dauphineer auf seinen Nuzen wohl bedacht, bezieht er jezt gemächlich Ruhegeld und Ordensrente, bewohnt mit Gondrin eine Kammer und führt so quasi dessen Wirthschaft; daneben auch, als wohlbestallter Postbote, stets aller Neuigkeiten voll, giebt er dieselben, zumal am Feierabende, vor zahlreicher Versammlung gern zum Besten. Gondrin hält ihn zwar für einen Schalk, horcht aber mit Vergnügen seinen Geschichten von Napoleon zu. Wir wollen versuchen, ihn heute Abend in einer meiner Scheunen, wo sie zusammenzukommen pflegen, ungesehen zu belauschen .....

— Hier sind wir an dem Graben, worin mein Freund, der Pontonnier, jezt seine Arbeit hat; ich finde ihn aber nicht.

Das Arbeitszeug lag zwar am Grabenrande und drunter Gondrin's alte Jacke; von ihm jedoch war keine Spur zu sehen.

— He! Gondrin! rief Benassis.

Da qualmte aus niedrigem Gebüsche eine Tabackspfeife auf, der alte Kriegsmann guckte sich nach wiederholtem Rufen um und kam dem Maire entgegen.

— Gott grüß' Euch Alter! rief ihm dieser zu, indem er aus der Hand sich eine Art von Sprachrohr schuf. Ich bringe Euch einen Kameraden, einen Gefährten aus Aegypten, der Euch zu sehen wünscht.

Mit jenem Späherblicke, womit der erfahrene Feldsoldat eine drohende Gefahr erforscht, durchbohrte Gondrin den ihm fremden Mann und hob dann, bei dem Anblicke des Ordensbandes, schweigend militairisch grüßend, seine Rechte an die Stirn.

— Wenn noch der Kleine lebte, redete Genestas ihn mit lauter Stimme an, so hättet Ihr Pension und Kreuz für Eure Heldenthat, die Allen denen das Leben rettete, welche an jenem 29sten November mit goldenen, silbernen oder wollenen Epaulets sich jenseits Borissow befanden; oder auch, fügte er im Absteigen und mit treuherzigem Händedrucke bei, wenn ich der Kriegsminister wäre!...

Bei diesen Worten richtete der alte Pontonnier sich auf, nachdem er seine Pfeife ausgepuzt und eingesteckt, und sagte dann: ich that nur meine Pflicht, Herr Oberster; doch Jene versäumten die ihrige gegen mich. Beglaubigungspapiere sollte ich schaffen, als wenn das 29ste Bülletin nicht allenfalls genügte!

— Versucht's noch einmal, Kamerad! Ein gutes Fürwort führt auch jezt noch zur Gerechtigkeit.

— Gerechtigkeit! — rief der Alte in einem Tone, der durch Mark und Bein ging, aus.

Die beiden Reiter hefteten mit innigster Theilnahme schweigend den Blick auf diese Trümmer jener ehernen Kriegsschaaren, die Napoleon aus vielen Menschenaltern ausgelesen hatte. Und wahrlich, der alte Gondrin gab ein Musterexemplar aus dieser unzerstörlichen Masse ab, die zwar zerbrach, doch nicht zerging: er war kaum fünf Fuß hoch, von Brust und Schultern breit, in allen Zügen rauh, hohlwangig, narbig, nerwig, immer noch martialisch und, troz seines Alters, in Armen und Beinen voll Muskelkraft.

— Gerechtigkeit? wiederholte er, die wird uns Andern nicht zu Theil! Wen hätten wir, um sie zu zwingen, ihre Schuldigkeit zu thun? „Laßt sie arbeiten," heißt es, „wenn sie nicht hungern wollen." — Nun das thue ich ehrlich, sezte er hinzu, indem er mit der Schaufel in die Erde stieß, doch bei Gott! für sie nicht, nur für mich!

— So soll es nicht bleiben, Kamerad! sagte Genestas. Ihr sollt erfahren, daß ich und andere ehrliche Leute ihrem Lebensretter von der Berezina her noch dankbar sind; ja, auch das Vaterland soll Euer Verdienst belohnen...

— Nicht doch, mein Herr Oberster! Sie liefen dann Gefahr, als Bonapartist verschrieen zu werden. Es ist ja ohnehin mit mir vorbei; ich liege, wie eine matte Kugel, an der Grube. Habe ich nicht Glück genug gehabt, nachdem ich auf Kameelen des Orients Wüsten durchgewandert und in des Kremls Brande ein Gläschen Wein getrunken, mein Grab in heimatlicher Erde, unter Bäumen, die mein Vater selbst gepflanzt, zu finden?

Mit diesen Worten ging er tiefsinnig und gebückt zur Arbeit.

— Armer Schelm! seufzte Genesias. Er hat wohl Recht: Der Soldatenvater fehlt.

— Lassen Sie uns gehen, lieber Doctor, wenn die Wehmuth mich nicht überwältigen soll! Doch damit der Alte, der mich ihnig dauert, wisse, daß ich zu den herzlosen Hochmuthsrittern nicht gehöre, die sich um das Elend der Soldaten nicht bekümmern, muß ich ihm noch Ein Wort sagen.

Er kam schnell zurück, ergriff die Hand des Pontonnier und sagte mit lauter Stimme ihm in's Ohr: — Bei dem Kreuze, das ich trage, Napoleon's Ehrenzeichen, gelobe ich feierlich, was nur in meinen Kräften steht, das will ich thun, um eine Pension Euch auszuwirken, und sollte ich zehnmal vergebens zum Minister gehen und bei dem Könige selbst, beim Dauphin und der ganzen Sippschaft sie nachsuchen.

Gondrin richtete sich, so gut er konnte, auf und sprach mit Wärme: — Ach! mein Oberster! mein Herr General! lassen Sie mich hier ruhig sterben!

Ich hatte ja schon damals bei der Höllenbrücke mein Leben willig in die Schanze geschlagen, was liegt mir jezt noch viel daran? Und — um's nur gerade heraus zu sagen, sehen Sie.... seit der Kleine uns genommen ist, mag ich über nichts mehr seyn. Hier — er zeigte auf die Scholle, wo er stand — genügt der Pfennig, den mir meine Arbeit schafft.

— Braver Kamerad! sagte Genestas, gerührt von dieser hochherzigen Ergebung, bestieg unter wehmüthigen Empfindungen sein Pferd und ritt schweigend dem Arzte nach.

— Da sehen Sie eine jener Verwaltungsgrausamkeiten, hub dann dieser an, die den Krieg der Armen gegen die Reichen dauernd unterhalten. Die Gewalthaber bedenken nicht mit Ernst die unausbleiblichen Folgen einer von oben herab begangenen Ungerechtigkeit und verkennen, zu ihrem eigenen Unheil, die Gefährlichkeit des Gährstoffes. Freilich läßt der Arme, der sein tägliches Brod durch Arbeit sich verschaffen muß, auf weitläuftige Verhandlungen sich nicht ein; allein er redet, redet laut und eindringlich, bringt öffentlich, vor jedermann seine Klagen an, findet Anklang in allen wunden Herzen; und so vervielfacht sich eine einzige Ungerechtigkeit nach Anzahl der von ihr Getroffenen. Aber sie gebiert noch größeres Unheil: denn wie jede Mishandlung überhaupt, so führt auch sie zu allgemeinem Groll gegen die Obrigkeit; und — erhebt sich dann der Arme, so geschieht es aus Bedürfnis sich zu rächen. — Wie läßt sich dann Gehorsam gegen die Obrigkeit, Fügung in das Strafgesez, Achtung vor fremdem Eigenthum von den brodlosen Armen wohl verlangen, wenn selbst die Obrigkeit, statt Gerechtigkeit ihnen Mishandlung widerfahren läßt und ihre wohlerworbenen Rechte mit Füßen tritt? Ist's nicht empörend, daß niedrige Canzleyburschen, denen nichts obliegt, als registrirte Acten abzustäuben, Gehalte von tausend Franks beziehen und Gondrin's Versprechen unerfüllt bleibt? nicht himmelschreiend, daß Gelbschnäbel, die weit entfernt sind, die Centnerlast des Menschenelends zu begreifen, geschweige denn davon ein Quentchen je auf sich genommen zu haben, des Volkes allgemeines Rachgefühl strafbaren Frevel schelten? Erscheint dann einst der Tag, wo das Maas des zugefügten Unrechts voll ist, so hängt der Umsturz der Regierung nur vom Zufall ab, und — ist dieser ungünstig, so zahlt das Volk mit eigener Münze. Wahrlich, es wäre einem jeden höheren Staatsbeamten zu empfehlen, sich die Armen stets am Fuße der Göttin Gerechtigkeit zu denken, denn in der That ist diese nur zum Schuz für jene da.

— Da kommt ein Mann her, sagte Benassis, als, nach einer Pause, das Gebiet des Fleckens in raschem Trabe erreicht war, der, obgleich nur Bauer, doch dasselbe Bild einer rührenden Ergebenheit, wie jener alte Krieger darbietet, indem auch er sein Lebelang für Andere gehackt, gepflügt, gesäet und eingeerntet hat.

Es war ein kümmerlicher Greis am Arme eines alten Weibes, der seinen Quersack auf der Schulter, sein abgenuztes Handwerkszeug im vorderen Schurz, sein Brod in einer Seitentasche trug; das Beinwerk schien geknickt, der von schwerer Arbeit krumm gewordene Rücken unfähig, sich aufzurichten, der handfeste Stock alleiniger Schüzer vor dem Fallen: eine menschliche Ruine, welcher nichts von Allem fehlte, was den Anblick von Ruinen rührend macht. Schneeweiße Locken ringelten sich um die Krempe des vom Wetter fuchsigen, vermittelst weißen Zwirns nur mühsam noch zusammengehaltenen Hutes; und der grobe, mit Flicken übersäete Linnenkittel schillerte in allen Farben. — Aehnlich war die Frau, die, in eine grobe Haube und in Lumpen eingehüllt, einen irdenen Topf an ledernem Riemen trug. Den Reitern nahe und Herrn Benassis erkennend, richteten sich Beide möglichst auf, blieben neben einander stehen und zeigten sich in ihrer erbarmenswürdigen Gestalt, er, gelähmt von Arbeit und von Jahren, sie, elend und gebrechlich, beide verschrumpft und bleich; die Geschichte ihres Lebens lag in ihren Zügen, dem

Gepräge schwerer Arbeiten und Leiden, die nur selten nicht getheilt, noch seltener von Freude unterbrochen waren. An bittere Armuth gewöhnt, wie der Gefangene an den Kerker, kannten sie kein anderes, besseres Loos und waren mit dem ihrigen zufrieden. Ihre arglose Einfalt schien fast beneidenswerth, denn nur Kummer, kein Unwille sprach aus ihren Mienen.

— Nun? Soll's wieder an die Arbeit, Vater Moreau?...

— Ja, Herr, so lange es noch gehen will! erwiederte der Greis mit belebtem Blicke.

— Ich hoffe, es ist Wein, was Eure Frau da trägt? und Ihr ruht von Zeit zu Zeit Euch aus?

— Der Ruhe, Herr, bedarf ich weniger als der Sonne; drum grabe ich gerne, wo's recht sonnig ist. Und was den Wein betrifft, so trägt sie freilich Wein; ich weiß gar wohl von wem er kommt; wir kennen Sie, wenn Sie sich auch verleugnen!

— Und Ihr, Mutter, wollt auch noch auf das abgesteckte Feld?

— Ja, Herr! ich bin seit gestern Abend dran.

— Wenn's fertig ist, wird's Euch doch freuen, den Berg fast ganz allein so umgegraben zu haben, he?

— Ich sollte meinen, Herr, wir hätten's Brod dabei verdient? schloß die Alte.

— Kennen Sie jezt, mein lieber Rittmeister, das große Kapitel von den Armen: die Arbeit, die saure Feldarbeit? Sich im Armenhause füttern zu lassen oder gar zu betteln, würde dieser Alte für eine Schande halten; er stirbt lieber mit der Hacke in der Hand, auf offenem Felde unter freiem Himmel. Das nenne ich stolz seyn! Arbeit ist sein Leben; aber er fürchtet auch den Tod nicht und ist, ohne es zu wissen, ein echter Philosoph. Sein Lebensschicksal hat mich auf die Idee gebracht, ein Armenhaus für die Bauern, Tagelöhner, Handwerker, kurz, für alle Landleute des Cantons zu stiften, die, nach lebenslanger Arbeit, in Armuth alt und schwach geworden sind. Ich könnte ja auch wahrlich mein durch reine Glückszufälle hier erworbenes Vermögen auf keine Weise besser als auf diese anwenden. Wer aus dem Himmel seiner Hoffnungen gestürzt ist, begnügt sich mit Wenigem; nur des eitlen Müßiggängers Leben ist voll Anspruch. — Wie sich Napoleon nach seinem Sturze als Lebensrente nur ein Pferd und einen Thaler täglich ausbedung, so hatte auch ich, bei meiner hiesigen Ansiedelung, allem Gelderwerbe entsagt. Als mir aber später beide Höfe und die Mühle jährlich an neuntausend Franks einbrachten, bestimmte ich in meinem lezten Willen, daß aus diesen Einkünften mein Wohnhaus in ein Armenhaus für unglückliche, obdachlose Greise, um darin ihre Tage zu beschließen, umgewandelt; in kalten Wintern Feuerung und Miethgeld unter wahrhaft Nothleidende durch die weltliche und geistliche Ortsobrigkeit vertheilt; und aus einer eigens dazu angelegten Casse zwei jungen Leuten aus der Gemeinde, die, mit gegründeter Aussicht auf Erfolg, sich einer Kunst oder Wissenschaft gewidmet, Studiengeld verabreicht werden solle. So wird mein hier erworbenes Gut und der ausgestreute Bildungssaamen, auch wenn ich nicht mehr bin, hier dauernd wirken; und kann einst mit dem freudigen Bewußtseyn scheiden, die mir gestellte Aufgabe nach meinen besten Kräften ihrer Lösung zugeführt zu haben. Ist aber dieser innere Drang nach Ordnung und Vollendung nicht eins der sichersten Wahrzeichen einer höheren zukünftigen Bestimmung?

— Doch jezt müssen wir eilen, lieber Rittmeister, um zur rechten Zeit bei fünf oder sechs Patienten einzutreffen.

XIII.

Querfeldein.

Die Menschen sind keine Engel, aber auch keine Teufel.

Demme.

Sie waren eine Weile schweigend neben einander hin geritten, als Benassis lächelnd anhub:

— Nehmen Sie's nicht übel, bester Rittmeister, daß ich vor allem Schwazen Sie nicht zu Worte kommen lasse, da Sie doch ohne Zweifel manchen interessanten Zug aus Ihrem langen Kriegsleben und manches seltene Abenteuer mitzutheilen hätten....

— Ich wüßte nicht, war Genesta's Antwort, da mein Leben das des Heeres war, einer Maschine, deren Glieder alle gleich, zumal die untergeordneten wie Hammer und Ambos sind, schlagfertig, so lange die Maschine selbst besteht. Bis zum Ueberdruß in der Welt herumgeworfen zu werden und bis zur Verachtung dem Tode ins Angesicht zu sehen, das ist Soldatenleben.

— Schon recht, mein Freund! doch eben dieses flüchtige Leben, dies blutige Würfelspiel möchte ich von Ihnen geschildert hören; und läuft ein eigenes

Heldenstück mit unter, so fürchten Sie von mir keine Auslegung als Prahlerei. Ich kenne die Menschen, um überzeugt zu seyn, daß das freudig stolze Gefühl, womit Sie mir sagen: „das that ich!“ die aufrichtigste Anerkennung und Theilnahme verdient.

— Nun so hören Sie denn eine besondere Begebenheit aus meinem Leben, woraus ich fort und fort mir ein Gewissen mache.

— Es hat sich während meiner funfzehnjährigen Kriegszeit so getroffen, daß ich niemals anders als aus gesetzlicher Nothwehr einen Menschen habe tödten müssen, beim Einhauen nämlich, wo es heißt: der Gegner oder ich! was hinreicht, das Gewissen zu beschwichtigen. Bei einer andern Gelegenheit indeß stand mir dies traurige Recht gegen einen befreundeten Kameraden zu; und dieser Fall geht mir im Kopf herum, ein Zerrbild, das mich unaufhörlich quält. Hören Sie! der Rückzug von Moskau war in vollem Gange, und eher glich erschöpften Lastthieren als sieggewohnten Kriegerschaaren unser Heer: alle Zucht und Ordnung war verschwunden, kein Adler ragte mehr hervor; nur Willkür herrschte; selbst des Kaisers Ansehen war dahin. In diesem Zustande der Auflösung und des Mangels stießen wir Tags zuvor, ehe wir oberhalb der Berezina durch das Dorf Studzianka kamen, in einem andern Orte auf volle Scheunen, unversehrte

Häuser und verscharrte Rüben und Kartoffeln, mithin auf einen Fund, wie er uns in langer Zeit nicht mehr geboten war. Begreiflich galt das Sprichwort: wer zuerst kommt, malt zuerst, dort mehr als irgendwo; doch ich — kam mit dem Nachtrabe zulezt, verlangte indessen, statt zu essen, nur zu schlafen, und trat deshalb in eine Scheune, wo ich an zwanzig Staabsoffiziere, unter andern mehrere Generäle von berühmten Namen, einen Junot, einen Narbonne, des Kaisers vertrauten Adjutanten, und andere Häupter unsers Heers, doch mitten zwischen diesen auch Gemeine auf einem Strohlager antraf, das sie keinem Marschall für alles Geld der Welt würden abgetreten haben. Hier schliefen Einige, aus Mangel an einem Lager, stehend an die Wand gelehnt, dort Andere der Länge nach auf hartem Boden hingestreckt; und diese Alle lagen, um sich gegenseitig zu erwärmen, in so dichter Nähe an einander, daß ich vergebens mich einzudrängen suchte. Es blieb nichts übrig als über sie hinweg zu schreiten und gleichgültig das Schimpfen der Getretenen aufzunehmen; denn Niemand rührte sich, um Plaz zu machen; er würde es, selbst um einer Kanonenkugel auszuweichen, nicht gethan haben; wer brauchte drum an Höflichkeiten noch zu denken! — Ich entdeckte endlich im Hintergrunde des Gebäudes eine Art von innerer Bedachung, in welche noch kein Mensch gekrochen war. Dort streckte ich mich aus und sah mir die im unteren Raume wie Pickelhäringe an einander gereihten Männer an. Ein trauriger Anblick war es, der mich dennoch fast zum Lachen brachte. Einige von ihnen nagten mit fast thierischem Behagen an erfrorenen gelben Wurzeln, Generäle, in schlechte Tücher eingehüllt, schnarchten wie die Bären. Ein brennender Tannenzweig erhellte das Gebäude und hätte es in Gottes Namen lichterloh anzünden können, ohne daß irgend Einer der zahlreich darin Gelagerten zum Löschen aufgestanden wäre. Als ich nun in meinem Winkel auf dem Rücken hingestreckt daliege, bemerke ich plözlich, daß der Hauptbalken, auf welchem das Dach ruht und sich die Mittelbalken stüzen, leise von Osten nach Westen hin und her bewegt wird und das ganze Balkenwerk erschüttert. — Holla! rufe ich eiligst; meine Herren! draußen muß ein guter Freund seyn, der sich auf unsere Kosten wärmen will! Der Hauptbalken schien dem Einsturze nahe zu seyn. Holla! Heda! wachet auf, Kameraden! das Dach stürzt ein, wir sind verloren! schrie ich aus Leibeskräften, um die todtmüden Schläfer zu erwecken. Auch wachten sie wohl auf; auch sahen sie sich wohl nach den Balken um, doch nur, um — wieder einzuschlafen oder um die lezte eisige Wurzel zu verzehren! Da erhebe ich mich auf die Gefahr hin, meinen Ruheplaz zu verlieren: es galt die Rettung vieler Braven; ich verlasse die Scheune, umgehe sie und finde einen großen Wirtemberger, der beschäftigt ist, das Scheunengebälke mit Teufelsgewalt hin und her zu zerren. — Halt ein! halt ein! rufe ich ihm nachdrücklich zu. Er entgegnete aber: Geh' mir aus dem Gesichte oder ich schlage Dich todt! — Warte! dachte ich; ist's so gemeint, dann komm' nur her; ergreife schnell sein auf der Erde liegendes Gewehr, schieße ihn nieder und lege mich dann zum Schlafen still in meinen Winkel.

— Da haben Sie, lieber Doctor, die Geschichte, die mich quält.

— Sie liefert wahrlich keinen Stoff zu Gewissensvorwürfen! versicherte Benassis. Es ist ein reiner Nothwehrsfall, zum Besten Vieler an einem Einzigen geübt.

— Zum Besten Vieler, das ist wahr! erwiederte Genestas. Doch wissen Sie, wie diese Vielen es mir dankten? Sie sagten: es rappele wohl bei mir; und noch heute leben manche von ihnen in so viel Glück und Reichthum als undankbarem Herzen!

— Sie hätten doch wohl nimmermehr das Gute nur um des unwiderstehlichen Köders willen, Dankbarkeit genannt, gethan? fragte lächelnd der Doctor; das hieße ja Wucher treiben.

— Ich weiß recht gut, entgegnete Genestas, daß das Verdienst einer edlen That bei dem geringsten Vortheil, den man daraus zieht, verschwindet und, ihrer sich zu rühmen zum wenigsten dasselbe, wenn nicht mehr, an Eigenliebe als an Dank einbringt. Allein nicht minder weiß ich auch, daß, wenn der brave Mann nichts thäte als schweigen, der ihm zur Dankbarkeit Verpflichtete der empfangenen Wohlthat nicht erwähnen würde. Ueberdies bedarf ja auch das Volk, Ihrem eigenen Systeme zufolge, großer Vorbilder; wo aber kann es, bei allgemeinem Schweigen, diese finden? Noch mehr: gesezt, unser armer Pontonnier, der zwar der wirkliche Retter unsers Heers geworden ist, aber nie eine günstige Gelegenheit gefunden hat, seine That gehörigen Ortes geltend zu machen, wäre so glücklich nicht gewesen, den Gebrauch seiner Arme sich zu retten, würde denn wohl das Bewußtseyn seiner That ihm das nöthige Brod verschaffen, seinen Hunger stillen und seine Blößen decken helfen? was meinen Sie, Herr Philosoph?

— Es giebt in der Moral wohl schwerlich etwas Absolutes, bemerkte Benassis; doch darf dieser gefährliche Gedanke nicht verlauten, damit der Egoismus nicht eine jede Gewissensfrage zu seinen jedesmaligen Gunsten deute. Drum bin ich überzeugt, daß wer den Vorschriften der Moral ganz unbedingt gehorcht, weit größer ist als wer aus Noth von ihnen abweicht. Und eben deshalb erscheint mir auch der Pontonnier, der troz seiner lahmen Glieder und seiner Bettelarmuth dennoch schweigt, groß wie ein Held des Alterthums. An unserm Leben soll unsere Tugend sich erproben wie unser Geist zu seiner höheren Bestimmung sich befähigen. Wahrlich, nur diese geistige Befähigung zu etwas Höheren und Besseren, diese reine, uneigennüzige Tugend bildet das ideale Wesen des Christenthumes, das, arm und anspruchslos, voll Demuth und schweigender Ergebung, die Welt mit Himmelslicht erfüllt und ihrem Heil die größten Opfer bringt.

— Ganz recht, mein Freund, erwiederte Genestas; nur sind wir Menschen keine Engel.

„Ach! Unsterbliche sind wir nicht! Die Schranken des Daseyns
Lassen nur Strahlen des Göttlichen zu, nicht Tage der Götter;
Und nur im Fluge vertragen die Seligkeit endliche Geister!"

— Wer wüßte dies besser als ich, fiel Benassis ein, der ich mich mehr als Eines groben Misbrauches der uns Menschen einwohnenden Kraft zum Bösen schuldig gemacht habe! Aber — sollen wir nicht unablässig nach Vervollkommnung streben und das Ziel der Tugend stets im Auge haben?

— Allerdings! sagte der Rittmeister. Der Tugendhafte ist ein Kleinod in Gottes Schöpfung; doch werden Sie mir zugeben, daß die Tugend eine Göttin ist, die, nach Gelegenheit, auch wohl einmal ein Auge zudrückt und das Sprichwort: Alles nach Würden! recht wohl kennt.

— Das ist, bemerkte der Doctor, schwermüthig lächelnd, die nachsichtsvolle Sprache dessen, der mit sich selbst in Frieden lebt. Doch wer, wie ich, gar viele Flecken aus dem Gewebe seines Lebens zu tilgen hat, darf sie nicht theilen!

Er stieg bei diesen Worten vor einem Bauernhause ab und trat zu einem Kranken ein. Genestas folgte ihm. Nach einer Weile der Beobachtung sagte er dann barsch:

— Wißt Ihr nicht, liebe Frau, daß ich hier unnüz bin, wenn Ihr meine Vorschrift nicht befolgt? Ihr habt Eurem Manne Brod gegeben; zum Teufel! wollt Ihr ihn denn umbringen? Ich sage Euch: gebt Ihr von jezt an ihm noch einmal etwas Anderes als Queckenwasser, so betrete ich Euer Haus nicht wieder und Ihr könnt Euch Euren Arzt suchen, wo Ihr wollt....

— Ach, lieber Herr! mein Alter klagte über Hunger und ist auch in der That schon vierzehn Tage lang fast ohne alle Nahrung....

— Es bleibt dabei: stopft Ihr ihn mit Brod oder dergleichen, ehe ich es Euch erlaube, so ist er nicht zu retten, hört Ihr?

— Keinen Bissen soll er mehr bekommen, verlassen Sie sich darauf, Herr Doctor! Aber wie finden Sie ihn denn; doch leidlich besser, nicht wahr? fragte sie, Benassis zur Hausthür begleitend.

— Mit nichten! Sein Zustand ist bedeutend schlimmer, seit Ihr ihm Brod gegeben habt. Sagt, wollt Ihr denn nicht endlich von der Tollheit lassen, den Kranken, der sich nüchtern halten soll, zu füttern?

— So sind die Bauern! fuhr der Doctor, zum Rittmeister gewendet, fort. Wer vorschriftsmäßig ein Paar Tage nichts gegessen hat, den stopfen sie vollauf, damit er nicht verhungere. Wahrlich, es fehlte wenig, so brachte dies alberne Weib ihren Mann auf diese Weise um!

— Ei behüte! wie wäre das möglich mit einem Bröckchen Brod in Wein!

— Sehr leicht möglich, liebe Frau! und ein Wunder ist es, daß der Kranke es hat überwinden können, was Ihr ein Bröckchen nennt. Bedenkt, was ich gesagt!

— Lieber will ich sterben als davon abweichen!

— Das wollen wir sehen! ich komme morgen Abend zum Aderlassen wieder.

— Jezt müssen wir zu Fuß weiter, redete hierauf Benassis den Rittmeister an; — querfeldein durch jene Gartenfluren, die kein Pferd betreten darf. Unsere Gäule hütet indessen dieser Knabe. Wir werden dort einen armen Tagelöhner untröstlich über den Tod seines ältesten Sohnes finden, der das Opfer der lezten Ernte geworden ist, in welcher er sich über die Kräfte seines Alters angestrengt. Ein Vaterherz wie dieses habe ich im Bauernstande anderswo noch nicht getroffen! Gewöhnlich wird, selbst in geliebten Kindern, nur eine nuzbare Sache, ein Arm, der zum Verdienen brauchbar war, beweint und des Verlustes Größe nach des Kindes Alter abgemessen, so daß das Kind, je nach diesem, selbst zu einem Capitale werden kann. Anders jedoch hier: die Liebe überwog den Nuzen. — Mich tröstet nichts' sagte mir der Arme eines Tages, als ich ihn, gestüzt auf seine Sense, müßig und gedankenvoll, im Felde stehend fand, und spricht und klagt seitdem nicht mehr, trägt schweigend nur sein Unglück. Heute aber höre ich, ist eines sein'er Töchterchen erkrankt.

Sie hatten ein am Fußsteige zur Lohmühle gelegenes kleines Haus erreicht, in dessen Nähe sie den trauernden Familienvater, einen Vierziger, an einen Weidenbaum gelehnt und trockenes, mit Knoblauch bestrichenes Brod verzehrend, fanden.

— Nun Gasnier, was macht Eure Kleine?

— Gott weiß es, Herr: antwortete er finster; sehen Sie sie an, meine Frau ist drinnen! Was gilt's, ich werde sie — Ihre Bemühungen in Ehren — wohl auch hingeben müssen!

— Ei, Gasnier! wer wollte so muthlos seyn!...

Mit diesen Worten betrat der Arzt, von Genestas

und Gasnier begleitet, das Bauernhaus, das er nach einer halben Stunde, gefolgt von des kranken Kindes Mutter, wieder verließ, indem er dieser nachrief:

— Seyd unbesorgt und handelt nach der Vorschrift, dann wird Euer Kind bald wieder besser seyn.

— Es muß Sie langweilen, mein Freund, von Haus zu Haus zu laufen und überall das Nämliche zu sehen und zu hören, wandte er sich, nachdem die Pferde vorgeführt und sie wieder aufgesessen waren, an den Rittmeister. Wie wäre es, wenn Sie die große Straße einschlügen und nach Hause ritten?

— Nein, bei Gott! es langweilt mich hier nichts, gab Genestas ihm zur Antwort.

So ritten sie denn noch drei volle Stunden kreuz und quer den ganzen District entlang und näherten sich erst gegen Abend wieder ihrem Flecken.

— Vor allem Anderen muß ich jezt dorthin, wo die alten Ulmen stehen, sagte Benassis zu Genestas, zu jener Frau, die mir ein Bote gestern Mittag, wenn Sie sich erinnern, weiß und leichenblaß geschildert. Sie ist im lezten Monat ihrer Schwangerschaft, wo manche Frauen an Krämpfen leiden, die übrigens nicht bedenklich sind. Zugleich auch kann ich Ihnen eine unserer neuen Gewerbsanlagen, eine schöne Ziegelbrennerei, dort zeigen. Wollen wir unsere Gäule einmal laufen lassen?

— Wenn der Ihrige es mit dem meinigen

aufzunehmen Lust hat! sagte der Rittmeister und rief den Braunen das bekannte: fort Neptun! zu, so daß derselbe, in Staub gehüllt, dahinflog. Genestas merkte indeß bald, daß Benassis ihm nicht allein nicht von der Seite, sondern, mit Hülfe eines Zungenschlages, sogar vorkam und bereits gemächlich seinen Renner an einen Zaunpfahl schnallte, als er mit dem seinigen erst die Ziegelei erreichte.

— Das muß ich sagen! rief er staunend aus, als er des Doctors Pferd dastehen sah, das weder schnob noch schwitzte. Sie reiten da ein unverwüstliches Pferd!

— Eine Schindmähre ist es nicht! erwiederte Benassis lächelnd. Mein Rustan, ein ächter Bärber, stammt vom Atlas; ihm ist kein Berg zu steil, kein Graben allzu breit; er ward mir von der reichsten Erbin in Europa, die ich auf ihrer Reise nach Italien sterbend fand, — ich darf wohl sagen: nicht unverdient, — für meine Cur geschenkt, wie prahlerisch auch die Geschichte meines Curverfahrens klingt. —

— Madame Vigneau ist ja wohl zu Hause? fragte er den mit ihm zugleich in das stattliche Ziegeleigehöft einkehrenden dortigen Kutscher.

— Sie ist im Garten, Herr, wie ich oberhalb der Hecke her gesehen; ich eile, Sie zu melden.

— Was Sie hier ringsum sehen, begann Benassis, zum Rittmeister gewendet, die mannigfach bebauten Felder, den thätigen Betrieb der Ziegelbrennerei, die Obstbaumzucht, die Gärtnerei, den großen Viehstapel, ist Alles das frische Werk eines jungen Mannes, den ich recht eigentlich auf gutes Glück hierher gesezt, eines unbemittelten Töpfergesellen aus Grenoble, dem seine anerkannte Tüchtigkeit und Rechtlichkeit, Credit und dieser seine jezige Wohlhabenheit verschafften.

Er hatte kaum ausgeredet, als eine junge Frau zur Gartenthür hereintrat, deren Toilettensorgfalt ihren früheren Stand als Kammerfrau den Kennerblicken beider Männer bald verrieth. Sie trug ein einfach zwar, doch höchst geschmackvoll zugeschnittenes rosenrothes Hauskleid, darüber eine geblümte seidene Schürze, ein leichtes Müzchen mit fliegenden Bändern auf dem Kopf, und über schneeweißen Strümpfen zierliche Zeugschuhe. Madame Vigneau war es, die, so schnell als ihre Umstände erlaubten, dem Arzte entgegenkam, der nebst Genestas eilig sich ihr näherte. Ihr Teint war fein und weich, ihr Ausdruck voll heiterer Freundlichkeit, ihr ganzes Aeußere in der That sehr hübsch zu nennen.

— Wollen Sie sich nicht ein Weilchen in meinem Hause ausruhen, Herr Doctor? fragte sie im Tone ungezwungener Höflichkeit.

— Warum denn nicht? gab er zur Antwort, den Rittmeister näher führend.

— Womit darf ich die Herren, die gewis recht warm sind, mit Milch oder Wein etwa, erfrischen? Nicht wahr, Herr Doctor, Sie kosten von dem Festwein, den mein Mann zu meinem Wochenbette verschrieben hat?

— Ei seht mir doch den artigen Mann, der Festwein kommen läßt!

— Ja, ja. Ich kann über ihn Gottlob nicht klagen!

— Den Wein ein andermal! Für heute nur die Frage, wie es geht und ob Ihnen seit gestern nichts zugestoßen ist?

— Nicht das Geringste! sagte sie. Sie sehen mich hier im Garten, beschäftigt, um doch etwas wenigstens zu thun, die Schnecken von den Bäumen abzulesen.

Bei diesen Worten traten Mutter und Schwiegermutter der Madame Vigneau zur Bewillkommnung des Doctors in den Garten. Dieser fühlte Letzterer den Puls und schien nachdenklich zu seyn, so daß sämmtliche drei Frauen in ihrer ländlichen Unbefangenheit derweile Muße hatten, den fremden Gast auf's Korn zu nehmen.

— Vortrefflich, rief er dann getrost, und beide Mütter fragten nach der Zeit der Niederkunft, worauf er auf die lezten Tage der Woche sie beschied.

— Ihr Mann ist aus? fragte er dann weiter.

— Ja, mein Herr, mein lieber Mann wünschte

alle seine auswärtigen Geschäfte zu beseitigen, um während meines Wochenbettes bei mir daheim bleiben zu können.

— Recht so, Kinder! Nur fortgefahren im Wachsen und Gedeihen! Der Mann schaffe Geld und Gut, die Frau eine Kinderschaar ins Haus! gesegnet sey das Haus!

Genestas hatte unterdeß sich umgesehen und die überall herrschende Ordnung und Sauberkeit bewundert. Als dies Benassis sah, rief er ihm zu:

— Eine solche Wirthschaft sieht man nur bei unserer vortrefflichen Frau Wirthin; es sollten billig alle Hausfrauen ein Exempel daran nehmen!

Die junge Frau erröthete, die Mütter stolzierten aber, freudig über diese Lobrede des Doctors, und alle drei begleiteten ihn freundlich zu den Pferden.

— Nicht wahr, die nahe Großmutterschaft macht Ihnen Freude? redete er die beiden Mütter an.

— Nichts davon, ich bitte Sie! fiel schnell die Tochter ein, und sagen Sie, ist's nicht, um toll zu werden; die Mütter wünschen einen Jungen, mein Mann schwazt nur von einem Mädchen, wie soll ich's ihnen recht machen?

— Und Sie, kleine Hauptperson, was wünschen Sie sich denn? fragte lächelnd Herr Benassis.

— Ach, Herr! ich wünsche mir ein Kind!

— Seht da das Mutterherz! sagte der entzückte Doctor zu Genestas im Davonreiten.

— Leben Sie wohl, Herr Doctor! rief die junge Frau ihm nach; mein Mann wird es sehr bedauern, Sie verfehlt zu haben.

— Er soll nur meine tausend Scheunenziegel nicht vergessen!

— Gewis nicht. Die ersten fertigen sind für Sie. Wenn nur mein Mann sie Ihnen unentgeldlich liefern dürfte! und doch sage ich ihm immer — was die Wahrheit ist —: des Doctors Geld bringt Segen!

— Auf Wiedersehen! sagte Benassis, und ritt Genestas nach.

Im Hofe aber lief das Hausgesinde, und aus den Brennereigebäuden die Arbeitsmannschaft rings zusammen, um dem allverehrten Manne, so lange sie konnten, nachzusehen.

Das Menschenherz ist überall dasselbe; und darum auch ist Freundschaft, dieses reinste irdische Entzücken, allenthalben dessen unentbehrliches Bedürfnis.

XVI.

Die Gräberin.

Still hope and suffer all who can!
Moore: Fudge Camily.

Benassis prüfte den Stand der Sonne und sagte dann zum Rittmeister:

— Noch bleibt's zwei Stunden Tag; sind Sie nicht allzu müde, so lassen Sie uns zu einem liebenswürdigen Geschöpfe reiten, dem ich am Schlusse meiner ärztlichen Besuche täglich die vor dem Essen übrig bleibende Zeit zu widmen pflege, zu meinem „Schaze," wie die Leute das Mädchen deshalb nennen. Sie dürfen jedoch, wie dies auch klingen mag, nicht glauben, daß etwas Schlimmes darin liegt oder liegen soll. Auch macht fürwahr die aufmerksame Pflege, welche ich dem Mädchen zolle, bei der allgemeinen Meinung von meinem sittlichen Charakter, die vor aller üblen Nachrede mich schüzt, es höchstens zum Gegenstande einer Eifersucht, die so begreiflich als verzeihlich ist. Es kommt hinzu, daß, wenn auch niemand die Grille sich erklärt, warum ich der Gräberin ein Jahrgehalt aussetze, das sie der Nothwendigkeit zu arbeiten überhebt, doch Jedermann von ihrer Tugend überzeugt ist, wie Jedermann auch weiß, daß wenn einmal meine

Zuneigung zu ihr die Schranken eines freundschaftlichen Schuzverhältnisses übertreten sollte, ich keinen Augenblick anstehen würde, sie zu heirathen.

— Doch — fügte er, gezwungen lächelnd, hinzu, — für mich giebt's nirgends eine Frau! — Wer sich gern mittheilt, Freund! wer offenen Herzens und Gemüthes ist, der fühlt, je mehr Dinge und Menschen ihn umgeben — zumal wenn übrigens die Welt eine Einöde für ihn ist — um desto unwiderstehlicher zum Anschließen an eine besondere Sache oder ein bestimmtes Wesen sich gedrungen. Glauben Sie mir, mein Freund, es läßt sich von dem, der seinen Hund oder Gaul lieb hat, des Guten mehr erwarten. Was aber mich betrifft und die vom Zufalle hier mir anvertraute kleine Heerde, so ist dies arme kränkliche Geschöpf für mich eben das, was in meiner Heimat Languedoc der Schäferin ihr Lieblingslämmchen ist, das seidene Bänder trägt, das Jedermann liebkost, das längs dem Kleefeld weiden und nie der Hund aufschrecken darf.

Benassis war bei diesen Worten innerlich bewegt und, wie es schien, in Träumereien versunken; doch raffte er sich auf und rief:

— Nur vorwärts! kommen Sie und sehen das Mädchen selbst! Ich bringe Sie zu ihr, damit Sie sich an Ort und Stelle überzeugen, daß ich wie eine Schwester sie behandle.

— Ich folge gern, fiel ihm Genestas ein, nur bitte ich noch, falls es nicht unbescheiden ist, um einige Auskunft über ihre Gräberin: denn ich gestehe, daß mir von allen Wesen, die ich bereits hier kennen lernte, sie als die kennenswürdigste erscheint.

— Sie werden dennoch, fürchte ich, erwiederte Benassis, mein Interesse schwerlich theilen können. Hören Sie! Das Schicksal dieses Wesens ist dem meinigen ganz gleich: unser Beider Leben ein verfehltes; und diese Gleichheit ist es, die meine Theilnahme erregt und bei dem Anblick der armen Dulderin von Rührung mich erfüllt. Sie, lieber Freund, sind aus Neigung Soldat geworden und geblieben; sonst würden Sie der Kriegszucht lästigen Harnisch längst an den Nagel schon gehängt haben. Darum begreifen Sie die Leiden einer von Wünschen stets belebten, in diesen aber stets getäuschten Seele so wenig als Sie den lebenslangen Kummer eines durch die Macht der Umstände um seinen inneren Beruf betrogenen Geschöpfes kennen. Leiden dieser Art sind gleichsam heilige Vermächtnisse Gottes an die damit Belasteten, denn nur diese kennen das Vollgewicht des Eindrucks, den das wechselvolle Leben auf sie macht. Und selbst auch Sie, mein Freund, der Sie das Kriegselend zum Ueberdruß gesehen, hätten nicht ein schmerzliches Gefühl bei dem Anblicke des in frischer

Frühlingszeit dahin gewelkten Baums empfunden, der, seinem heimatlichen Boden fern, des nöthigen Lebenssafts entbehrte? — Mir that von Jugend auf ein solches Bild gar leid; jezt aber wende ich den Blick voll Wehmuth davon ab.

Des Knaben ahnungsvolles Herz
Erfüllt schon herber Mannesschmerz;
Und, wie der Zukunft dunkles Bild,
Gleich trüb' des Jetzo Farbe spielt.
Es winkt am End' ein frühes Ziel,
Wo mancher Baum und Mann schon fiel!

— Auskunft über die Gräberin geben, das, sehen Sie hiernach wohl, heißt: von mir selber reden; denn eben diese ist die heimatlose Pflanze, das geknickte edle Menschenkraut, das bald traurige, bald heitere Vorstellungen, die unaufhörlich sie bestürmen, zu ersticken drohen. Stets leidend, wird das arme kränkliche Geschöpf von Seelenfülle gleichsam überwältigt; und ich, ein starker Mann, sollte es, mit kalter Gleichgültigkeit, seinem hülflosen, nach seiner ganzen Größe nirgends noch gewürdigten Elende Preis geben, während ich selbst, die Last eines ähnlichen Misgeschicks abzuwälzen, in mancher trüben Stunde schon versucht ward, ja vielleicht sie wirklich abgeschüttelt hätte, gäbe es nicht gottgeweihte Gedanken, die den Kummer läutern und das Herz mit schönen Bildern füllen? Wahrlich, die Gräberin würde meine Leidensschwester seyn und bleiben, selbst wenn wir nicht Alle Eines Gottes Kindes wären!

Benassis trieb sein Pferd an, um auf andere Gedanken zu kommen; doch gelang ihm Lezteres nicht, und schon nach kurzer Pause fuhr er, troz raschen Trabes, in dem bisherigen Tone fort:

— Wie die Natur die andern Weiber, so zu sagen, nur zur Lust, so hat sie diese Aermste nur zum Schmerz geschaffen; und Angesichts einer solchen Vorherbestimmung wird der Glaube an ein anderes Leben zur unumstößlichen Ueberzeugung. Es giebt Nichts in der Schöpfung, das nicht auf sie den wesentlichsten Einfluß übt. So ist z. B. an regnicht-trüben Tagen auch sie stets trübe gestimmt: sie „weint dann mit dem Himmel;" an heiteren Sonnentagen aber singt sie mit den Vögeln in die Wette, und unter wolkenlosem Himmel entwölkt sich ihr Gemüth, ihre Stirn wird Sonne, ihr ganzes Wesen wird Verklärung. So auch macht zarter Blüthenduft ihre innige Wonne aus und kann sie Stundenlang in Resedabüschen sizen, wann, nach warmem Frühlingsregen, diese gleichsam ihre Seele in die Lüfte hauchen und die blühende Natur in frischem Glanze strahlt. Hingegen überfällt, bei electrisch-schwüler Luft, sie Angst und Wehmuth, ihre Kräfte schwinden, sie wimmert über Schmerzen, die sie nicht deutlich schildern kann. Ihre Knochen, sagt sie, werden weich, ihr Fleisch schmilzt zu Wasser. In solchen Stunden eigentlicher Abgestorbenheit sind ihre Schmerzen die einzigen Lebenszeichen. Ihr Herz sey anderswo, pflegt sie mir dann zu sagen und blickt, sehnsüchtig weinend, den goldenen Abendsonnenstrahlen, die die Berge röthen, nach. „Du weinst?" frage ich sie oft; sie leugnet nicht, doch weiß sie keinen Grund für ihre Thränen anzugeben. Sie vermag den Blick nicht abzuwenden, bis es in Westen dunkel ist, und dann umhüllt des Himmels nächtliches Gewölk gleichsam auch ihr Inneres mit dichtem Schleier; sie zieht sich schweigend und gedankenvoll zurück. Als ich aber einst versuchen wollte, sie dieser räthselhaften Stimmung, diesem melancholischen Schweigen, diesen wehmüthigen Träumereien zu entreißen und verfängliche Fragen an sie that, auch etwas barsch auf schlichte Wahrheit drang, zerfloß sie schier in Thränen. Lasse ich hingegen sie gewähren, so kann sie Tagelang das zuvorkommendste, schelmisch-fröhlichste und geistreichste Mädchen seyn, voll Redseligkeit und Mutterwitz, während sie übrigens weder an trüben noch an heiteren Tagen zu irgend einer Arbeit, die Geduld erfordert, taugt. Trug ich früher eine leichte Garten- oder Feldarbeit ihr auf, so sah sie Stundenlang dem Wachsen und Gedeihen der Blumen, oder dem Dahinströmen des Baches, oder den malerischen Wundern zu, die sich zwischen dunkler Felsenwand und kristallhellem Wasserfalle im bunten Farbenspiel der Kiesel, des Sandes und des Mooses bilden. Als ich hierher kam, fand ich das arme Mädchen dem Hungertode nahe: denn zu stolz zum Betteln, nahm sie zu öffentlichen Almosen dann nur ihre Zuflucht, wann Krankheit sie an aller Selbsthülfe verhinderte; dann schien die erlittene Demüthigung ihr neue Kraft zu geben: sie unterzog sich Tagelang und bis zur völligen Erschöpfung der gröbsten Feldarbeit oder bot als Viehmagd ihre Dienste an. Doch konnte sie, voll Ungebundenheit und Laune wie sie ist, dem Joche gemessener Arbeit sich nicht fügen. Sie suchte im Holze Champignons und Trüffeln und brachte in Grenoble sie zu Markt, vernaschte und verbrachte aber dort die eingenommenen Pfennige mit Zuckerwerk, mit Band und Spielereien und verscheukte auch wohl gar, aus reiner Herzensgüte, an die erste beste Gespielin, die sie darum bat, ihr Sammthalsband und Kreuz. Dies macht sie zwar beliebt, doch aber auch zugleich zum Spielball jedermanns; dann schilt der Eine, zu ihrem Kummer, sie Faulenzerin, der Andere eitle Närrin, der dritte eine Gans; und leugnen läßt sich nicht, daß sie gar eitel, wunderlich und lecker, mit Einem Worte ein Weib ist, das jeder Laune sich mit kindischer Einfalt überläßt. Sie erröthet, zittert, ist beklommen und weint vor Freude bei der Schilderung einer edlen That, wie sie bei der einer schauderhaften leichenblaß wird. Kurz, es giebt kein echteres, zarteres und offenherzigeres Naturkind als sie ist, die, troz ihrer bitteren Armuth, lieber betteln als ihr anvertrautes fremdes Gold anrühren würde.

Benassis sagte besonders Lezteres mit sichtbarer Bewegung.

— Und wie bereue ich noch immer, sezte er hinzu, des Mistrauens, geschweige denn des Nachspürens wegen, das damit verknüpft ist, sie in dieser Hinsicht früher einmal auf die Probe gestellt zu haben!

Er schwieg und schien in einen ernsten Gedanken still vertieft; dann fuhr er fort:

— Es wäre mir lieb, einen braven Mann für sie zu finden; ich möchte dafür bürgen, daß sie eine liebevolle Mutter und das Heer der jezt sie anhaltlos bestürmenden Gefühle dann in das Eine allumfassende Gefühl der Mutterschaft zusammenfließen würde. Aber noch hat Keiner ihr gefallen; und übrigens denkt und fühlt sie fein und richtig über den Punkt der Ehe und der Wahl ihres künftigen Ehegatten. Weibliche Ehre und Hoheit über Alles schäzend, ist sie dennoch, der Schwäche ihres Geschlechtes sich bewußt, mistrauisch gegen sich, und zittert — was wenige Weiber thun — vor innerer Befangenheit, wenn sich ein Mann ihr nahet. Sie werden daher scheu wie ein Reh das Wesen finden, das reiner und reicher an Gemüth nnd Herzen auf

Erden nicht zu finden ist. Ja, wäre sie reich und glücklich geboren, sie würde Allen ein hülfreicher Engel seyn; jezt aber, obgleich erst zwei und zwanzig Jahre alt, erliegt sie, arm und niedrig, dem Uebermaaße geistiger Kraft und wird das Opfer krankhafter Aufregungen. Glauben Sie mir, lieber Freund, ich habe meine arme Gräberin genau beobachtet, habe die Erforschung ihres Temperaments, ihrer anhaltenden Nervenkrämpfe, des seltsam electrischen Stoffes, der sie durchdringt, zu meinem besonderen Studium gemacht, und bin, nachdem ich die innigste Wechselwirkung ihres physischen Zustandes mit der äußeren Natur, insbesondere mit dem Monde, wahrgenommen, zu der Ueberzeugung gelangt, daß sie einer von allen anderen Wesen ihres Geschlechtes durchaus verschiedenen Behandlungsweise unterzogen werden muß; gleich dem Lieblingslamme, wie mein obiges Gleichniß schon bemerkte. Doch hier ist ihr Haus und drinnen hoffentlich sie selbst!

Langsamen Schrittes hatten sie, auf schlängelnden und hier und da gegen die Gefahr des Sturzes mit Geländern wohl versehenen, mit Buschwerk dicht bewachsenen engen Pfaden, den dritten Theil der Bergeshöhe erreicht, auf deren Fläche, umringt von grünen Matten, von Obstbäumen, von Feld und Gartenland, von einem Sturzbach wild umrieselt und niedrigem Gemäuer eingegrenzt, das

Häuschen einsam lag. Zweistöckig und von Stein gebaut, mit flachem, mehrere Fuß vorspringendem Dache und grünen Läden an den Fenstern, nahm es sich stattlich aus; sein Hauptschmuck aber war die Reinlichkeit und außerdem die deutsche Bauart eines weiß gemalten Holzgesimses an dem Vorsprunge des Wetterdachs bemerkbar. Im nächsten Umkreise blüheten und schatteten Akazien, Flieder, Rosen und Jasminen, ein uralter Wallnußbaum und mehrere Trauerweiden; im Hintergrunde ragte ein dichter Buchenhain, von Nadelholz durchwachsen, hoch empor und ließ das schmucke Häuschen auf dunklem Grunde vortheilhaft hervortreten. Ambrosisch dufteten rings Berg und Thal und Feld und Wald; in Westen überflog den heiteren Himmel leichtes Streifgewölk und ferner Berge Gipfel röthete der Abendsonne Glanz. Bis nach Grenoble dehnte sich der reich bebaute Thalgrund aus, begrenzt von weitem Felsenbogen, an dessen Fuße ein See im magischen Dunst des Abendnebels lag. In einer höheren Bergschichte windete sich im Schatten schlanker Pappeln, weiß-bestäubt, des Landes Heerstraße dahin. Der Flecken endlich funkelte, einem Edelsteine gleich, im Purpurstrahl der Abendsonne, die zitternd sich in tausend Fensterscheiben spiegelte.

Von diesem Anblicke bezaubert, rief Genestas stille haltend aus:

— Wahrlich, seit der Einnahme Ulms und

Napoleons leztem Einzuge in die Tuilerieen hat nichts so tief als dieses reizende Naturbild mich ergriffen, und herzlich danke ich Ihnen für diesen seltsamen Genuß, den in der That ich so noch nie empfand!

— Nicht wahr, mein lieber Kriegsheld, schmunzelte Benassis, Städte bauen ist besser als erobern?

— Oho! mein Herr! Sie wissen schwerlich, was es heißt: eine Stadt wie Ulm, einen Plaz wie Mantua oder andere zu nehmen! Es heißt: den Kranz des Ruhmes für ganz Frankreich winden. Drum ist Ihr Thun zwar schön und gut, doch das Napoleon's ist größer; auch würde, ohne England, Beides bald vereinigt worden seyn und unser Kaiser lebte dann vielleicht noch jezt auf seinem Throne, der große, allgeliebte Mann, dem nichts verborgen war, der Rath für Alles wußte!

Beide Reiter stiegen ab und banden ihre Pferde an Bäumen fest.

— Sollte sie nicht zu Hause seyn? fragte dann Benassis bei sich selbst, als er die Gräberin nicht in die Hausthür treten sah. Auch unten im Hause ist sie nicht? vielleicht, den Hufschlag zweier Pferde hörend, ist sie hinauf geflüchtet, fuhr er lächelnd fort, um Müze, Tuch und Mieder in gehörigen Stand zu sezen. Ich werde sehen.

Genestas blieb im Erdgeschoß zurück und sah sich im Vorgemache um, wo er die Wände mit einer Rosentapete von grauem Grunde, den Fußboden mit einer Strohmatte versehen, die Stühle, den Tisch und Lehnsessel in ihrer natürlichen Holzrinde, und den noch übrigen Zwischenraum am Wandgesimse, mit grobem Flechtwerk ausgefüllt, voll Moos und schönen Bäumen, die Fenstervorhänge weiß mit rothen Frangen, einen Spiegel über dem Camin und auf demselben weiße Vasen von Porzellan zwischen zwei Lampen, neben dem Lehnsessel ein tannenes Tabouret, und auf dem Tische ein Stück zugeschnittenen Leins, ein Paar fertige Achselstücke, mehrere angefangene Hemden, kurz, die Werkstatt einer Schneiderin, den Korb, die Scheere, Knäuel und Nadeln, fand, und Alles blank sauber wie die Muschel, die das Meer jüngst ausgespült.

Am andern Ende des Geschosses lag die schmale Treppe, ihr zunächst eine kleine Küche; und so wie unten, mochte das Haus auch oben nur aus zwei Abtheilungen bestehen.

— Sey nicht bange! sagte Benassis zu der Gräberin; komm getrost mit mir!

Als Genestas sie sich nähern hörte, zog er sich eiligst in das Vorgemach zurück. Bald aber trat ein junges, schlank und fein gebautes Mädchen in einfach geformtem rosenrothen Hauskleide, vor Schüchternheit erröthend, ein, in dessen Zügen übrigens jenes gewisse Plattgedrückte, das Charakteristische der Russen und Cosacken, lag, das sich in Frankreich seit dem Unglücksjahre 1814 leider nur zu sehr verbreitet hat. Die Gräberin hatte in der That eine echt nordische, ungewöhnlich eingedrückte Nase, dazu einen großen Mund; ihre Arme und Hände waren roth, ihre Füße breit und plump, und ungeachtet sie viele Zeit in freier Luft und in der Sonnenhize zubrachte, war dennoch ihre Farbe blaß und welk. Indessen lag in dieser Blässe so viel Ausdruck, in ihrem blauen Auge so viel Sanftmuth, in ihren Bewegungen so viel Grazie, in ihrer Stimme so viel Wohlklang, daß, troz des scheinbaren Contrastes der Einzelnheiten ihres Aeußeren mit dem so hoch gegriesenen Inneren, der erste Blick auf dieses wunderbar anziehende Geschöpf es als ein kränklich-launenhaftes, den Leiden einer in ihrer Entwickelung gestörten physischen Natur unrettbar preisgegebenes Wesen dem Rittmeister verrieth.

Nachdem sie geschäftig und geschickt, vermittelst Lohkuchen und trockenen Reisern, im Camine Feuer angeschürt, sezte sie sich an ihre Arbeit und nahm ein zugeschnittenes Hemd zur Hand, blieb äußerlich zwar ruhig, war verschämt und scheu, weil sie dem fremden Offizier sich gegenüber wußte, und ohne Muth, den Blick nach ihm nur aufzuschlagen; des Mieders wogende Bewegung aber deutete auf innere große Angst.

— Nun, liebes Kind, wie steht es mit der Arbeit? fragte sie der Doctor, das Hemdenlein betrachtend.

Die Gräberin blickte mit dem Ausdruck schüchternen Flehens zu ihm auf und sagte:

— Zürnen Sie mir nicht, mein Herr! ich habe, troz Ihres Befehls und des dringenden Bedürfnisses der Leute, für die ich arbeite, heute noch nichts daran gethan. Das Wetter war so schön; da bin ich fast den ganzen Tag im Garten und im Holz gewesen, habe Champignons und weiße Trüffeln für Sie mitgebracht und auch bereits an Margret abgeliefert. Diese freute sich darüber sehr, der Gäste wegen, die Sie heute haben, und ich fürwahr nicht minder, daß gerade heute mein guter Genius mir diesen Einfall eingegeben hat.

Nach diesen Worten nahm sie die Arbeit still zur Hand.

— Sie haben ein gar niedliches Haus, redete der Rittmeister sie an.

— Es gehört nicht mir, mein Herr, gab sie zur Antwort, ward bis an die Ohren roth, als sie den ersten Blick auf Genestas fallen ließ, und fügte dann hinzu: es gehört dem Herrn Benassis, den sie bei diesen Worten sanft ins Auge faßte.

— Das mag seyn, mein Kind, bemerkte dieser mit einem Händedrucke; doch weißt Du wohl, daß ich Dich nicht hinausjage.

Plözlich stand sie in heftiger Bewegung auf und ging davon.

— Nun? fragte Benassis den Rittmeister, wie gefällt sie Ihnen?

— Was soll ich sagen? gab dieser ihm zur Antwort. Noch niemals hat ein Mädchen mich so sonderbar gefesselt. — Wie reizend ist das Nest, das Sie ihr hier bereitet haben!

— I nun, ganz einfach, nur geschmackvoll, weiter nichts. Die Stühle hat mein Korbmacher geschenkt, die Vorhänge die Gräberin selbst gefertigt; und nur die Ueberraschung läßt Ihnen das Ganze hübsch erscheinen.

— Was giebt's? fragte er die Gräberin, als sie hereintrat.

— O nichts, gar nichts! antwortete sie; ich glaubte, es hätte sich ein Huhn verlaufen.

— Sie sprach die Unwahrheit, was jedoch nur der Doctor merken konnte und deshalb ihr ins Ohr flüsterte:

— Sprich! Du hast geweint! warum?

— Weil Sie in Gegenwart eines Fremden dergleichen sagen, entgegnete sie leise.

Genestas aber redete sie an:

— Es ist nicht recht, mein Kind, in Ihrem hübschen Nestchen so allein zu sizen; es gehören Mann und Kinderchen hinein....

— Wohl wahr, mein Herr. Doch, arm und

nicht leicht zu befriedigen, wie ich bin, was läßt sich machen? denn für die Ehre, Mittags einen Topf mit Suppe über Feld zu tragen oder gar im Schiebekarren zu gehen, und Noth und Elend eines Mannes, den ich liebe, mitzufühlen und zu tragen, ohne Mittel zur Abhülfe zu haben, den ganzen Tag mit Kindern mich zu plagen und die Löcher eines zerlumpten Männerrocks zu flicken, für diese Ehre danke ich, wenn unser Pfarrer gleich unchristlicher Gesinnungen mich zeiht. Es giebt Tage, an welchen ich lieber trocknes Brod nur esse als eine Secunde flicken mag. Wie dürfte ich wohl mit solchen Fehlern einem Mann lästig werden, der sich vielleicht für mich aufopfern würde, was ich doch nicht verantworten könnte. Nein! niemals werde ich in den Kreis meines Unsterns jemand mithineinziehen!

— Das arme Ding ist träge von Natur, sagte Benassis zum Rittmeister gewendet; man muß sie nehmen wie sie ist. Sie hören übrigens aus ihrem eigenen Munde, fügte er lächelnd bei, daß sie noch nie geliebt hat; dann nahm er seinen Hut und ging hinaus.

— Sie halten von dem Herrn Doctor wohl recht viel, mein liebes Kind? fragte sie der Rittmeister.

— Gewiß, mein Herr! und außer mir giebt's weit und breit gar viele Leute, die willig ihr Leben für ihn ließen, für ihn, der fremde Leiden heilt, sein eigenes, unheilbares aber in stiller Brust verschließt! — Sind Sie sein Freund, mein Herr, und kennen seinen Kummer? — Wehe dem, der ihn verschuldet und diese engelreine Seele so gekränkt hat! — Ich versichere Sie, mein Herr, die Verehrung für Herrn Benassis ist so groß, daß Viele ihn für einen Heiligen halten und den festen Glauben haben, ihr Korn gedeihe besser, wenn er durch ihre Felder geht.

— Und Sie, liebes Kind, wes Glaubens sind denn Sie?

— Ich, mein Herr.... ich.... wenn ich ihn sehe.... sie schwieg erröthend.

— Nun? —

— Ich bin dann für den ganzen Tag glückselig! —

Bei diesen Worten bog sie sich, die Röthe ihrer Wangen zu verbergen, mit auffallender Geschäftigkeit auf ihre Arbeit hin.

Zu gleicher Zeit trat auch der Doctor wieder ein.

— Nun? hub er an, hat Dir der Rittmeister eine Heldenthat Napoleon's erzählt?

— Was? rief die Gräberin laut und heftete mit leidenschaftlicher Neugier ihre Blicke auf Genestas, Sie haben Napoleon gesehen?

— Ei freilich! sagte er, wohl tausendmal.

— Ach! lassen Sie doch etwas echt Soldatisches mich hören!

— Morgen, liebes Kind, wenn wir vielleicht zum Kaffee zu Dir kommen, soll Dir „etwas echt Soldatisches" erzählt werden, gab Benassis ihr zum Troste, indem er sie beim Kopfe nahm und küßte.

— Sehen Sie, lieber Rittmeister, redete er dann diesen an: täglich gebe ich meinem Töchterchen einen solchen Kuß auf die Stirn; und es fehlt mir immer etwas, wenn ich es nicht gethan habe.

— Sie Guter! war, von leisem Händedruck begleitet, ihre Antwort.

Dann nahmen sie Abschied von einander; doch gab ihnen die Gräberin bis zu den Pferden das Geleit und fragte, während Genestas in den Bügel stieg, ganz leise ihren Freund:

— Wer ist der Herr?

— Gieb Acht, mein Schatz, flüsterte der Arzt ihr zu, vielleicht ein Mann für Dich.... und ritt davon.

Sie aber sah ihm lange nach und lief von einer Anhöhe zur andern, um ihn so lange als möglich mit den Augen zu verfolgen und ihm freundlich zuzuwinken.

— Ein eigenthümliches Wesen! sagte endlich der Rittmeister, des Doctors ungewöhnlich langes Schweigen unterbrechend.

— Nicht wahr, mein Freund? fiel dieser ein. Gewis ein liebes Weib! Mir zwar kann sie nur Schwester oder Tochter seyn; einer andern Liebe ist mein Herz längst abgestorben!

— Wo sind denn ihre Eltern? fragte Genestas. Wie leben oder lebten sie?

— Dies ist eine weitläuftige Geschichte, erwiederte Benassis. Die Gräberin ist elternlos; Vater und Mutter sind lange todt; ihr Geburtsort ist unser Flecken, wo ihr Vater, Namens Gräber — ohne Zweifel eine Abkürzung von Todtengräber, da dies traurige Amt seit undenklicher Zeit in seiner Familie erblich war, — als Tagelöhner diente. Nach uralter Sitte, die hier wie in noch andern Theilen Frankreichs gilt und von den Römern stammt, dem Familiennamen eine weibliche Endigung für die weiblichen Familienglieder zu geben, ward denn dieses Mädchen statt Gräber, wie ihr Vater hieß, die Gräberin genannt. Ihre Mutter war Kammerfrau in einem gräflichen Hause hiesiger Nachbarschaft gewesen, und ihre Ehe nach reiner Neigung — was im Bauernstande, wo meistens auf materiellen Vortheil nur gesehen wird, selten ist — geschlossen. Dies edle Beispiel fand jedoch, vielleicht seines unglücklichen Ausgangs wegen, keine Folge: die schöne Gräberin starb im Wochenbette mit dieser ihrer Tochter, der Mann ein Jahr nachher vor Gram, die Dauphineer Bauern heiratheten nach wie vor nach Geld und andern äußeren Rücksichten, und nur der arme kranke Säugling blieb bitterem Elende preisgegeben. Zwar nahm eine Nachbarin die kleine Waise bei sich auf; doch als sie größer und ihrer Armuth lästiger ward, schickte sie dieselbe zum Betteln auf die Straße. Da kam sie eines Tages in das Schloß der Gräfin, der ihre Mutter einst gedient hatte; und zu deren Andenken ward sie dort aufgenommen. Sie sollte wieder einst die Kammerfrau der jungen Gräfin werden; doch lag dazwischen noch für sie ein jahrelanges Uebermaas von Unbill, Launenhaftigkeit und Wankelmuth und all das Drangsal, welches die der Großmuth Reicher preisgegebenen Armen zu erdulden haben. Auch unser armes Waisenkind machte an sich die bittere Erfahrung, daß die Wohlthaten ihrer reichen Herrin nicht aus reinem Herzen, vielmehr aus Zufall oder Laune ihr zuflossen; daß das, was heute Theilnahme, uneigennützige Gunst, ja, Freundschaft hieß, schon morgen als bloßer Schein und Gleißnerei verflog; daß Alles kalt berechnet, absichtsvoll, je nach den Vortheilen gestellt, mithin gar oft entstellt und falsch, nur Trug und Täuschung war, deren Opfer dann, mit Leib und Seele und oft für das ganze Leben, die armen, abhängigen, in den Koth getretenen Geschöpfe werden. — Anfangs hing der Himmel unserer Gräberin voll Geigen. Sie ward in Allem die Gespielin und Genossin der jungen Gräfin, und lernte mit dieser lesen, schreiben und Musik. Dann aber fing allmälig das Verhältnis zwischen dem einer Gesellschafterin und eines Kammermädchens an zu wechseln: sie war nicht immer mehr an ihrem rechten Orte; und während sie sich einerseits an Puz und Wohlleben gewöhnte, ward andererseits gar mancher Anstoß unvermeidlich. Dies mußte sie am Ende ins Verderben führen! Doch aber büßte sie, troz ihrer äußeren Erniedrigung, eine höhere Bestimmung ahnend, den gleichsam elastischen Seelenschwung, der sich nur beugen, nicht zertreten läßt, nicht ein. — Zur Zeit nun, da die Aermste nichts mehr war als Kammerfrau der jungen, neuvermälten Gräfin, wollte es ihr Misgeschick, daß ihre Herrin eines Tages sie in ihrem Ballcostum, vor einem Spiegel tanzend, fand. Die sechszehnjährige Waise ward hiernach ohne Gnade und Erbarmen weggejagt. Das verwöhnte, träge, sorgenlose Wesen sank in bittere Armuth: es kam die Zeit, in welcher sie, wovon ich schon früher erzählte, heute bettelnd, morgen die schwerste Arbeit auf sich nehmend, obdachslos umherirrte. Bald wollte sie sich ertränken, bald dem ersten Besten hingeben. Man fand sie, leidend, schweigend, mit dem Gesichte im Grase liegend, gewöhnlich an eine Mauer hingekauert, wo sie dem Mitleide der Vorübergehenden, nicht ihrem Flehen, die meisten Almosen verdankte. In Folge einer langwierigen Erntezeit, in der sie sich zu Tode zu arbeiten gehofft hatte, kam sie endlich nach Annecy ins Hospital, wo sie ein Jahr lang blieb und von wo Gedanken und Empfindungen in ihr zurückgeblieben sind, deren offene, unschuldsvolle Schilderung aus ihrem Munde unbeschreiblich rührend ist. — Ungefehr mit mir zugleich kam sie in unsern Flecken. Die Eigenthümlichkeit ihres Wesens konnte nicht lange mir entgehen; zugleich auch machte ihre körperliche Schwäche sie zum Gegenstande meiner Sorge. Vor allem Andern hoffe ich jezt, sie durch Gewohnheit an die Näharbeit zu fesseln, nachdem ich vor Noth und Mangel sie geschüzt habe.

— Wie einsam aber lebt sie dort in ihrem Häuschen! bemerkte Genestas.

— Keineswegs! antwortete Benassis; es schläft stets einer meiner Schäferinnen bei ihr. Und dann liegt ja ein Meierhof, der mir gehört, den Sie vor einem Tannenholze nur nicht sehen konnten, dicht über ihr und schüzt sie vor Gefahr. Auch giebt es in unserm ganzen Thale keinen Taugenichts oder Wüstling in der Art, daß sich Arges fürchten ließe; und läßt ein Fremder, dem nicht zu trauen ist, sich betreten, so wird er ohne Weiteres fortgeschickt und unter die Soldaten gesteckt, wo er auf andere Gedanken kommt.

— Arme Gräberin! seuzte der Rittmeister.

— Ja, ich versichere Sie, mein Freund, daß Niemand sie bedauert, im Gegentheil jedermann sie glücklich preist. Es ist indessen zwischen ihr und allen andern Weibern der grosse Unterschied: die Vorsehung hat diese mit Kraft, jene mit Schwäche ausgerüstet. Und das bedenkt niemand.

XV.

Der Sonnenuntergang.

O lueg doch, wie isch d'Sunn so müed,
lueg, wie sie d'Heimath abezieht!
O lueg, wie Stral um Stral verglimmt
und wie sie's Fazenetli *) nimmt, —
e Wülkli, blau mit roth vermüscht, —
und wie sie an der Stirne wüscht.

Der Sommerabend in Hebel's Alem. Ged.

Unsere Reiter hatten am Ausgange eines Fußsteiges die Grenobler Heerstraße und mit dieser den schönsten Punkt der ganzen ausgedehnten Landschaft, nach des Doctors Plan erreicht. Er wollte seinen Freund, zum Schluß des Tages, noch einmal freudig überraschen und sich zugleich an dessen Freude weiden.

Zwei grüne dichte Wände von sechzig Fuß Höhe und unabsehbarer Ausdehnung dienten einem breiten, gartenartig ebenen Wege zur stolzen Einfassung und bildeten eine eben so bezaubernde Natur- und Kunstanlage, gleichsam eine ins Unendliche gespannte grüne Palme, die, von nie beschnittenen italienischen Pappeln dicht gewebt, schlank in die

*) Aus dem Italienischen Fazzoletto, das Taschentuch.

Lüfte strebte. An der einen Seite hüllte dunkler Schatten schon dies Laubgemäuer ein, während an der anderen goldener Purpurglanz der untergehenden Sonne die jugendlichen Gipfel noch umstrahlte.

— Sie Glücklicher, dem hier Alles lächelt! rief Genestas aus.

— Die Liebe zur Natur, mein Freund, ist die einzige, die unsere irdischen Hoffnungen nicht täuscht; sie allein kennt keinen Trug! — Sehen Sie diese Pappeln hier, erst zehn Jahr alt! Giebt es wohl schönere auf Erden?

— Gott ist groß? sagte der Rittmeister, indem er stille hielt und staunend den Blick zu dem erhabenen Dom von Bäumen aufschlug.

— Ich bin entzückt, lieber Freund, rief Benassis, aus Ihrem Munde dasselbe Glaubenswort zu hören, zu welchem dieser Anblick mich oft stimmt. Ja wahrlich, Gott ist groß! und wir sind Pünktchen in der Weltenschöpfung, und eben diese Kleinheit führt uns stets auf Gott zurück.

Sie ritten schweigend Schritt vor Schritt durch die erhabene Halle weiter, in deren Raum der Hufschlag ihrer Pferde wie in einer Kirchenwölbung tönte. Die Blüthen hauchten Balsamdüfte, die Blumen perlten im Abendthau; in langen Zügen schlürften unsere Freunde aus dem Wonnebecher der Natur!

— Hören Sie! rief Genestas, plözlich stille

haltend, aus. Welche räthselhaften Töne? — Ist's ein Mädchen, ein Jüngling, ein Vogel, ist's Luft und Land, das singt?

— Von Allem etwas! gab der Arzt im Absteigen zur Antwort. Wir wollen die Pferde hier anbinden und durch den Heckenweg zu jenem Häuschen gehen, das noch das lezte Abendroth bescheint. Von dorther kommt der Ton; ich kenne ihn — diesen Ausdruck zarter Wehmuth, dieses Liebesständchen, der sich zum Schlummer neigenden Natur aus krankem Herzen dargebracht; es zittert in geisterhaften Tönen durch die Seele, ein rührend-ernster Nationalgesang, der alle Deutungen des Schwanenliedes in sich trägt *), auch darin diesem gleicht, daß er in hundert Jahren höchstens Einmal dem Ohr der Menschen hörbar wird. — Doch lassen

*) Es ist das berühmte Volkslied: Malbroug s'en vat-en guerre, hier gemeint, dasselbe, welches später Beaumarchais in seinem schönen Lustspiele: La folle journée ou le Mariage de Figaro, in der Romanze, die der Page der Gräfin vorsingt:

Auprès du'ne fontaine,
(Que mon coeur, mon coeur a la peine!
Songeant à ma marraine
Sentais mes pleurs couler
etc. etc. etc.

so glücklich benuzt hat.

Anm. des deutschen Bearbeiters.

Sie uns eilen, das Unglückskind zum Schweigen zu bewegen, denn grausam würde es sein, dem Singen länger zuzuhören, da es ihm tödtlich ist.

— Halt ein, mein Franz, halt ein! rief Benassis laut.

Der Gesang verstummte augenblicklich, Genestas staunte unbeweglich; die Landschaft umhüllte Dämmerung; Schatten, Kühlung und Stille der Nacht vertraten das Geräusch, die Glut, den Glanz des Tages.

— Warum mir ungehorsam seyn? fragte Benassis. Ich werde Dir keinen Kuchen, keine Schneckenbrüche, keine Datteln und kein Weißbrod wieder bringen. Willst Du Dich tödten und Deine arme Mutter betrüben?

Mit dieser Anrede des Doctors waren sie in ein kleines, aber reinliches Gehöft getreten, wo ein fünfjähriger Knabe von weichlich-mädchenhaftem Ansehen, mit gezirkelt rothen Backen und spärlichem, blonden Haare unter Flieder- und Jasminenbüschen saß.

— Habe ich Dir nicht ein- für allemal gesagt, Du sollest bei Sonnenuntergang zu Bette gehen, der Nachtluft Dich nicht aussezen und nicht sprechen? nun aber singst Du gar?

— Ach, lieber Herr! es war hier gar zu schön und warm; und warm muß ich es haben! Da fühlte ich mich so wohl und stimmte, ohne daran zu denken, mein Lieblingslied: Malbroug s'en vat-en guerre, an und lauschte meinem eigenen Gesang, der wie des Schäfers Flöte klang....

— Daß ich nicht noch einmal Dich ertappe, hörst Du? — Gib mir die Hand darauf, daß Du es nicht wiederthun willst.

Der Doctor untersuchte seinen Puls. Des Knaben sanfte blaue Augen glühten von Fieberhize.

— Dachte ich's doch, sagte Ersterer, Du würdest über und über schwizen. Ist Deine Mutter nicht zu Hause?

— Nein, lieber Herr.

— Geh hinein und schnell zu Bett!

Beide Männer folgten dem armen Knaben in die Hütte, wo Benassis ihm half, sich zu entkleiden, und den Rittmeister bat, Licht anzuzünden. Heftig erschrack der Leztere, als er beim Scheine des Lichts den Kranken, der nichts als Haut und Knochen war, in seinem breiten Himmelbette liegen sah. Benassis sezte sich zu ihm und legte ihm leise seine Hand auf die hohle Brust, aus der ein schwaches Pfeifen kam; dann zog er sich, nachdem er ihn warm zugedeckt, zurück, und betrachtete ihn mit bedenklicher Miene und verschlungenen Armen aus der Ferne.

— Wie fühlst Du Dich, mein Sohn?

— Gut, lieber Herr.

Benassis rückte einen Tisch vor das Bett,

nahm Glas und Flasche vom Camin und mischte, bei dem Schein des Lichts, das ihm Genestas hielt, einen Heiltrank tropfenweise in dem ersteren zurecht.

— Wo bleibt denn Deine Mutter?

— Sie kommt schon, Herr; ich höre sie im Fußsteige gehen.

Benassis und Genestas sahen sich derweile in der kleinen Stube um und fanden dort am Fuß des Bettes eine Moosmatraze fast ohne Ueberzug, das Nachtlager der Mutter, die sich vermuthlich nicht auszog. Genestas machte den Doctor auf dieses Merkmal mütterlicher Sorgfalt und Entsagung aufmerksam, das indeß von diesem schon gewürdigt worden war. Als er sodann die Mutter auf Holzpantoffeln im Hofe kommen hörte, ging er zu ihr hinaus.

— Euer Franz bedarf der Aufsicht diese Nacht, liebe Frau; und sollte ihm vielleicht das Athmen schwer werden, so gebt ihm von dem Tranke, der fertig im Glase auf dem Tische steht, höchstens drei Schluck jedesmal, so, daß das Glas die Nacht ausreichen muß und aus der Flasche kein Tropfen mehr hinzuzukommen braucht; jetzt ist er naß geschwizt, darum müßt Ihr ihn nachher von Wäsche wechseln lassen.

— Ach, lieber Herr! ich habe kein einziges reines Hemd für ihn und konnte keines waschen, weil ich den Hanf zu Markte bringen und baares Geld für's Haus anschaffen mußte.

— So, so! Nun denn, ich werde Euch Hemden schicken.

— Steht es denn mit meinem armen Jungen schlimm? fragte sie bekümmert.

— Zum besten nicht! das leidige Singen hat ihn wieder krank gemacht. Doch still davon; Ihr dürft ihn deshalb weder schelten noch überall hart anfahren; und sollte er sehr klagen, so laßt durch Eure Nachbarin mich rufen. Im Uebrigen seyd guten Muthes und lebt wohl!

— Der Knabe ist wohl brustkrank? fragte Genestas auf dem Rückwege den Doctor.

— Ja freilich, gab dieser ihm zur Antwort; und ohne Wunder nicht zu retten. Wir sehen an ihm die seltene Erscheinung, von welcher unsere Professoren uns erzählen: eine durch gewisse Krankheiten erzeugte Umwandlung des Organismus unserer Stimme, die den Kranken fähig macht, in von keinem Virtuosen je erreichten Weisen wunderbar zu singen.

— Sie haben einen traurigen Tag mit mir verlebt, mein Freund, redete Benassis den Rittmeister an, als sie wieder aufgesessen waren. Leiden und Tod auf allen Wegen; doch auf allen auch Ergebung! Die Bauern sterben wie echte Philosophen; gleich dem sprach- und vernunftlosen Theile der thierischen Schöpfung gehen auch sie duldend und schweigend zur lezten Ruhe ein.

— Doch jezt nicht mehr von Tod und Unglück! Wir wollen eilen, vor Dunkelheit den Flecken zu erreichen, damit Sie dessen neuesten Theil noch sehen können.

— Was bedeutet denn das Feuer dort auf jenem Berge? fragte der Rittmeister.

— Es ist Nichts, erwiederte Benassis; vermuthlich wird's der Ziegelbrenner seyn.

Plözlich fiel ein Schuß.

Benassis schrie darüber unwillkürlich auf und äußerte mit sichtbarer Unruhe:

— Ist's Butifer, so werden wir sehen, wer der stärkste von uns Beiden ist.

— Dort oben aus den Buchen kam der Schuß! Verlassen Sie sich auf mein erfahrenes Soldatenohr.

— Vorwärts! rief Benassis, und sezte spornstrichs über Hecken und Gräben querfeldein, als gelte es die Sturmglocke zu erreichen und einen gefährlichen Verbrecher zu ertappen.

— Dort flieht jemand! rief ihm Genestas zu, der ihm kaum folgen konnte.

Benassis wandte rasch sein Pferd; und in dem nämlichen Augenblicke ward der Flüchtling hoch über ihnen auf steiler Felsenklippe sichtbar.

— Butifer! schrie ihm Benassis zornig zu,

als er ihn mit einem Schießgewehr bewaffnet sah, komm augenblicklich her!

Den Arzt erkennend, gab dieser ihm, zum Zeichen des Gehorsams, einen freundlich-ehrerbietigen Gruß.

— Wie die Furcht oder irgend eine andere heftige Aufregung auf jene Felsenspize jagen kann, läßt sich begreifen, bemerkte Genestas; doch, wie man kalten Blutes herunterkommen soll, durchaus nicht.

— Seyen Sie unbesorgt! erwiederte Benassis; der Teufelsbursche klettert mit der kühnsten Gemse in die Wette. Sie werden es sehen.

XVI.

Der Weg zum Bagno.

Damit — verschrieb ich mich dem Bagno.
Das Bagno von Toulon. v. K. v. Lützow.

Wer, wie Genestas, in seinem langen, ernsten Kriegerleben sich gewöhnt hatte, die Menschen nach ihrem inneren Werthe zu beurtheilen, dem konnte die bewundernswürdige Gewandtheit, Zierlichkeit und ruhige Sicherheit in Butifers Bewegungen, die kräftig-schöne Haltung, womit der schlanke Jägersmann von jenen in verwegenem Muthe erklommenen Felsenwänden rasch hinabstieg, bei jeder noch so schroffen Wendung im Gleichgewichte blieb und seinen Fuß auf scharfe Felsenspizen, wie in des Zimmers sicheren Boden sezte, nicht entgehen. Von jugendlicher, mittlerer Statur, dürr und nervig, schwang der Wilddieb sein Geschoß wie einen Stock; und je näher er kam, um desto ausdrucksvoller traten seine männlich-schönen, sonnverbrannten Züge und das Feuer seines Adlerblickes aus dichtem Lockenhaar und dunklem Stuzbarte hervor. Butifer war einer der verrufensten Grenzschmuggler; und seine ruhige und unerschrockene Miene sprach deutlich die Gewohnheit aus, aller Art Gefahren glücklich zu bestehen und, im Vertrauen auf oft erprobte Körperkraft und Geistesgegenwart, vor neuen nicht zu beben. Seine Kleidung bestand in einer von Dornen überall zerfezten Bluse, einem weiten, gleichfalls stark zerrissenen Pantalon von blauem Lein, und ledernen Sandalen, die, mit Aalhaut festgeschnürt, ein rothes, muskelstarkes Bein durchscheinen ließen.

— Das ist der Mensch, der früher einmal auf mich geschossen hat, flüsterte Benassis. Jezt aber, wenn ich ihm merken ließe, es sey mir jemand lästig, würde er ohne Weiteres mich von ihm befreien.

— Butifer! rief er sodann dem Wilddiebe entgegen; ich habe Dich für einen Ehrenmann gehalten und, im Vertrauen auf Dein gegebenes Wort, das meinige verpfändet. Du wolltest nicht mehr jagen, sondern ein ordentlicher, arbeitsamer Mann werden... Jezt aber läßt Du dennoch abermals als Wilddieb auf gräflichem Gebiete Dich ertappen, he?... was meinst Du, Bube, wenn der Waldschüz Dich gehört hätte? — ich will noch einmal, Dir zu Gunsten, als Maire das Auge zudrücken; Du weißt, was auf dem Rückfall steht! und Deine Flinte ließ ich Dir aus übergroßer Nachsicht, weil sie Dein Einziges, Liebstes ist....

— Poz tausend! sie ist schön, ein echtes Entenrohr von St. Etienne! rief Genestas. Der Schmuggler aber dankte ihm durch stolze Kopfverbeugung.

— Butifer! fuhr Benassis fort; Dein Gewissen muß Dich anklagen! fängst Du das alte Handwerk wieder an, so wirst Du abermals eingesperrt und kommst am Ende ohne Gnade auf die

durch übermäßige Anstrengungen, dann bringst Du wieder viele Tage in völliger Ruhe zu; dadurch gewöhnst Du Dich an Müßiggang und regelloses Leben, verfällst in Ausschweifungen und stürzest Dich in unvermeidliches Verderben, geräthst am Ende in Verzweiflung und legst Hand an Dich selber. Weg also mit den Alpen und dem Jägerleben! ich will Dich, wider Deinen Willen, auf den besseren Weg zurückführen.

— Sie wollen also, daß ich in der Stickluft einer Stadt verschmachten und verzweifeln soll? In Grenoble könnte ich es, selbst mit Luise, nicht Einen Tag aushalten!

— Wir Alle haben unsere Lieblingswünsche, unsere Leidenschaften; doch müssen wir sie zu bekämpfen oder nüzlich für unsere Mitmenschen zu machen suchen. — Für heute sey es genug; meine Zeit ist abgelaufen. Wenn Du mir morgen Dein Gewehr bringst, ein Weiteres. Leb' wohl, Bursche, und mache die Gemse in Grenoble bald zu Gelde.

Sie ritten davon.

— Ein Teufelskerl! sagte Genestas.

— Es steht schlimm um ihn! entgegnete Benassis. Was soll man aber machen? Sagen Sie selbst: ist's nicht ein Jammer, daß solche Anlagen in sich verderben müssen? Wie viel Großes würde Butifer im Kriege leisten können; während ihm der Frieden nur zu verbotener Kraftentwickelung Raum giebt! Kampf ist sein Element: entweder gegen die Natur, indem er, dieser mit Gefahr seines eigenen Lebens, auf unwegsamen Felsen trozt, oder gegen den Staat, indem er bewaffnet Schmuggeley treibt. In einem Nachen schafft der Schurke heimlich und allein über die Rhone Schuhe nach Savoyen, und wenn's misglückt, so birgt er sich und seine Waare in eine unzugängliche Gebirgsschlucht, wo er Tagelang von trockenem Brode lebt. Er liebt, mit Einem Worte, die Gefahr, wie unsereins den Schlaf; und um nur immer im Genuß der höchsten Aufregung zu schwelgen, tritt er aus dem Geleise des gewöhnlichen Menschenlebens heraus. Doch will ich meinestheils versuchen, ihn, der es werth ist, von dem Abgrunde, an dem er steht und der zum Blutgerüste führt, zu retten.

— Sehen Sie, Freund, wie hübsch sich unser Flecken ausnimmt!

In ziemlicher Entfernung lag ein kreisförmiger, mit Akazien, Pappeln und Ulmen rings umpflanzter Plaz, in dessen Mitte ein von Pappeln gleichfalls eingeschlossener Springbrunnen sichtbar ward.

— Dies ist der Marktplaz; deutete der Arzt an, in welchem dort die große Straße mündet, wo Sie zwei neue große Häuser, das des Friedensrichters und das des Notarius, sich stolz erheben sehen.

Sie lenkten dann in eine breite, schön gepflasterte, mit hundert neuen, durch Gärten isolirten, Häusern ausgefüllte Straße ein, die zwei andere, gleichfalls neu angelegte Straßen quer durchschnitten und eine hübsche Kirche, von dem Stadthause und der Pfarrey begrenzt, im Hintergrunde schloß.

Wo der Arzt vorbeikam und schon Feierabend war, trat Jung und Alt vor das Haus. Der Eine zog den Hut ab, der Andere wünschte guten Abend, die Kinder umkreisten jauchzend das bekannte Pferd und „ihren lieben Herrn," voll Schüchternheit und Ehrfurcht zwar, doch, wie jedes unschuldvolle und innige Gefühl, voll Begeisterung und Leben.

Diese Aufnahme des Arztes in dem Flecken ließ Genestas die Bescheidenheit bewundern, mit welcher dieser seltene Mann ihm Tags zuvor die Zuneigung der Einwohner geschildert. Wer wie Benassis herrscht, so dachte er, d. h. von Herz zu Herzen wirkt, nur der herrscht wahr und rein. Nicht Glanz und äußere Macht mit ihren leeren, flüchtigen Schatten, nein, nur die innere Stimme spricht das Recht. Darum sind auch selbst die Könige der Erde, wie der geringste Mann, in ihrer inneren Stimme engen Kreis gebannt und tragen, gleich wie jener, Himmel oder Hölle in der Brust.

(Ende des ersten Theils.)

Berlin, gedruckt bei A. W. Hayn.

Der

Doctor Benassis.

Nach

de Balzac's Médecin de campagne

frei bearbeitet

von

Karl von Lützow,

Großherzogl. Meckl. Schwerinschem Schloßhauptmann und Kammerherrn, Ritter des Königl. Preußischen St. Johanniter-Ordens, der Königl. Societät der Wissenschaften zu Göttingen correspondirendem, der Königl. Dän. Nordischen alterthumswissenschaftlichen Gesellschaft zu Kopenhagen, der Gesellschaft für Pommersche, wie auch des Vereins für Meckl. Geschichte und Alterthumskunde ordentlichem Mitgliede.

Zweiter Theil.

Berlin, 1837.

Bei G. Reimer.

Der
Doctor Benassis.

Inhaltsverzeichniß des zweiten Theiles.

XVII.

Die patriotische Gesellschaft.

Mithelfen mußt du deinem Vaterlande, wie du kannst, ermuntern, retten, bessern; — und wenn du die Gans des Capitoliums wärest.

Herder.

— Kommen Sie endlich, meine Herren? rief Margret ungeduldig aus; die Gäste warten eine Ewigkeit und meine schönen Speisen verhozzeln und verbrozzeln! Wann soll dies einmal anders werden?

— Nur ruhig, Margret! und nicht mit Schwazen noch die edle Zeit versäumt; die Suppe auf den Tisch!

Mit diesen Worten trat Benassis, Genestas führend, in den Saal, begrüßte dort die Lezterem zu Ehren eingeladenen Gäste und stellte ihnen erst den neuen Freund, dann diesem die älteren nach der Reihe vor. Zuerst den Friedensrichter, Herrn Düsau [1]), einen dürren, schwarz gekleideten Mann

1) s. oben Th. I. S. 57.

mit grauen Haaren; dann Herrn Tonnelet, des Fleckens ersten und einzigen Notar [2]), einen kleinen, gleichfalls hageren, blassen, schwarz gekleideten jungen Mann, mit der Brille auf der Nase; demnächst den früheren Maire, jezt Holzhändler, Herrn Cambon [3]), einen halb bäuerisch, halb bürgerlich gekleideten großen, starken Mann von gutmüthigem, doch plumpem Wesen und finnigem Gesicht; endlich den Pfarrer, Herrn Janvier [4]), dessen ganzes Wesen durch die Strenge seiner Züge anfangs zwar abstoßend, des geistigen Ausdrucks wegen aber bald anziehend erschien. Während Schmächtigkeit, Magerkeit und vorgebeugte Haltung auf große Körperschwäche deuteten, lag in dem ruhig-schönen, arglos-festen Auge des Mannes reiner Sinn, des Christen Seelenfrieden, und jeder Blick, ein Widerschein des Himmels, sprach unerschöpfliche Herzensgüte aus. In Mienen und Bewegungen das Bild natürlicher Bescheidenheit, würdigen Ernstes und schamhafter Sittsamkeit, flößte sein Anblick zugleich die höchste Achtung und die wärmste Zuneigung ein, und der Wohllaut seiner Stimme half noch den Zauber seiner Persönlichkeit vermehren.

Ein alter Diener, der uns schon vom Stalle

---

2) s. oben Th. I. S. 61.
3) ebendas. S. 47 u. 54.
4) ebendas. S. 31 u. 57.

her bekannt ist *), trug raschen Schrittes, nachdem ihm Margret draußen die Flügelthür geöffnet, die Suppe in den Saal, worauf Benassis seine Gäste Plaz zu nehmen bat und jedermann sich, nach des Pfarrers kurzem Tischgebete, niederließ.

Auf schneeweißer Damastdecke, die nach Lawendel duftete, prangte ein blaugeblümtes Tischgeräthe von Fayence, das zwar altmodig, doch wegen seltenen Gebrauches noch vollzählig war und mit den Spizgläsern, den hörnernen Bestecken, ja, mit dem Wirthe und der übrigen Hausweise aufs schönste harmonirte.

Anders, wenngleich auch eigenthümlich, war die Tischgenossenschaft gestaltet. Man denke sich die großen, fleischigen Köpfe des Doctors und des Rittmeisters neben dem geistigen Apostelhaupte Janvier's, die bleichen, eingefallenen Gesichter der beiden Rechtsgelehrten neben des Holzhändlers strozenden Pausbacken, gleichsam eine Zusammenstellung von Bildern der lachenden Gegenwart und der ernsten Vergangenheit, diese, blaß wie der Abendschein, den längst verklungenen Freuden in fast erloschener Erinnerung wehmuthsvoll nachsinnend, jene, Auroren gleich, von Hoffnung eines schönen Tages strahlend.

*) s. oben Th. I. S. 17.

— Nachdem der lezte unglückliche Cretin jezt endlich auch gestorben ist, redete Benassis den früheren Maire, Herrn Cambon, an, steht nichts uns mehr im Wege, des alten Dorfes lezte Trümmer einzureißen und durch die Abräumungen ein gutes Wiesenland und für die Casse der Gemeinde die jährlichen Unterhaltungskosten zu gewinnen.

— Wie wäre es, fragte Cambon, wenn wir diese hundertundfunfzig Franks drei Jahre hindurch zu einem Brückenbau über den großen Bach an der unteren Straße verwendeten? Denn aus dem Flecken und dem Thale geht jedermann quer über den Acker Pastoureaus und thut dem armen Teufel dadurch Abbruch.

— Dies wäre ohne Zweifel, bemerkte der Friedensrichter, die heilsamste Verwendung, denn nirgends, möchte ich behaupten, sind die verbotenen oder misbräuchlich geschaffenen Wege heilloser, als auf dem Lande; sie bilden die grundlosesten und ungerechtesten Servituten und führen zu tausend widerwärtigen Processen, verlezen überall, fast ungestraft, das Recht des Eigenthums und oft sogar die Achtung auch vor dem Gesez. Es ist daher die Pflicht eines jeden Patrioten und jeder guten Obrigkeit, sie nirgends zu gestatten, vielmehr allenthalben aufzuheben.

— Sehr richtig! fiel Benassis ein; doch muß die Obrigkeit dann auch für gute Wege sorgen;

muß, wenn sie jeder ungerechten Servitut zu steuern sucht, höheren Ortes wirksame Unterstüzung finden und offen sagen dürfen, daß jeder Hütte, jedem Baume dasselbe Recht wie dem Forste, Felde und Schlosse des Herrn zustehe und nimmermehr das Recht sich nach den Eigenschaften des berechtigten Grundstückes oder gar dem Stande des angeblich berechtigten Besizers richte.

— In diesem Sinne habe auch ich von jeher die Gemeinde über den Begriff des Rechts aufzuklären mich bemühet, sagte der Geistliche, und den Diebstahl, als Gleichnis benuzt, weil es dabei gleichfalls weniger auf den Werth der Sache und den Stand des Bestohlenen als auf das Recht des Thäters an der Sache ankommt.

— Sie haben dadurch segensreich gewirkt, Herr Pfarrer, sagte Cambon; das beweist der jezige moralische Zustand unserer Gemeinde, wenn man ihn mit dem früheren vergleicht. Wo findet man fleißigere Handwerker, sorgfältiger gehaltenes Vieh, eine strengere und eben deshalb gemeinheilsamere Hut- und Weidegerechtigkeit, einen besseren Forstschuz als eben hier? Wahrlich, unsere Bauern haben, Dank sey es Ihren Lehren! es begriffen, daß die Muße der Reichen der Lohn eines thätigen und sparsamen Lebens ist.

— Zu solchen Beichtkindern gratulire ich herzlich, mein Herr Pfarrer! fiel Genestas ein.

— Ach, mein Herr Rittmeister! erwiderte Janvier, es sind wahrlich keine Engel, die hienieden wandeln! Wo Armuth herrscht, da herrscht auch Noth und Trübsal, und leider oft — wie bei der Macht die Uebermacht — in vollem Uebermaas! — Kehrt unser Bauer Abends erschöpft vom fernen Arbeitsplaze heim und sieht die Jäger quer durch Feld und Wiesen streifen, wer ist denn wohl berechtigter zur misbräuchlichen Benuzung eines Richtsteiges, der arme, hungerige, beladene, müde Bauersmann, oder der sorgenfreie Tagedieb? Wahrlich, wenn jenen nicht die Bibelworte trösteten: „selig sind, die da hungert und dürstet nach der Gerechtigkeit, denn sie sollen satt werden *);“ er müßte oft verzagen und verzweifeln; zumal in unserer Zeit, wo es mit christlicher Gesinnung und Gewissenhaftigkeit nicht eben genau genommen, kein gutes Beispiel von oben herab gegeben, auf Nebendinge mehr als auf die Hauptsache gesehen und strenger auf den Gottesdienst als auf die Gottesfurcht gehalten wird.

— Allerdings, hub der Notarius an, lasten hier wie überall die Gebrechen unserer Zeit; doch mindern sie sich schon; und viel verzeihlicher ist es, wenn der Bauer sich beim Pflügen kein Gewissen daraus macht, des Nachbars Land um eine Furche

*) Christi Bergpredigt. Evang. Math. Cap. 5. V. 6.

breit zu kürzen oder für sich einen fremden Weidenbusch zu nuzen, als wenn in großen Städten täglich ungescheuet die gröbsten Laster und Verbrechen vor sich gehen. Ich behaupte, daß unsere Thalgemeinde so gottesfürchtig ist als möglich...

— Als möglich? rief der Geistliche lächelnd aus.

— Sie müssen nur bedenken, lieber Pfarrer, entgegnete der Exmaire, daß wenn die Leute täglich zur Messe und wöchentlich zur Beichte gehen sollen, die Felder nicht bestellt werden können und wir drei Geistliche haben müßten!

— Mein Herr! erwiederte der Pfarrer ernsthaft; arbeiten heißt beten; und ohne Kraft und Liebe zum Gebet hat die Arbeit kein Gedeihen, es gehen vielmehr Gedanken und Empfindungen des Menschen, die höchsten selbst, die sich auf seine irdische und künftige Bestimmung, seine Ehre, seine Vaterlandsliebe, seine Hoffnung der Unsterblichkeit, beziehen, in leeren Träumereien, in Eitelkeit und Selbstsucht, kurz, in offenem Widerspruche mit Christenglauben und Christentugend, unter.

— Vortrefflich! rief Benassis; nur erlaube ich mir zur Erläuterung des Gesagten noch hinzuzufügen: daß, wie in jedem Menschen, der eines reinen und schön gedeihlichen Wandels sich erfreuen will, so auch in jedem Staate, der die Bürgschaft seiner moralischen Kraft und Würdigkeit in sich selbst zu finden hofft, religiöse Gesinnung den Kern des innern Lebens bilden muß und, wo in allen Ständen diese herrscht, der Reiche des Armen Freund, der Arme das gottergebene Lamm seyn wird. Von diesem verlangt das Christenthum, den Reichen über sich zu dulden, von jenem des Armen Noth zu mildern. In diesen wenigen Worten liegt für mich der ganze Text der göttlichen und menschlichen Gebote.

— Ich bin kein Staatsmann, sagte der Notarius, doch scheint mir so viel klar zu seyn, daß das Oberhaupt eines jeden Staates der temporäre Abrechner zwischen sich und der Nation, hinsichtlich des gegenseitigen Befehles und Gehorchens, und als verpflichtet zu betrachten sey, an seinen Nachfolger eine der von seinem Vorweser erhaltenen gleiche Schlußrechnung zu überliefern....

— Auch ich bin keineswegs ein Staatsmann, fiel Benassis dem Notarius lebhaft in die Rede; doch aber glaube ich, daß gesunder Menschenverstand hinreicht, das Schicksal einer Gemeinde, eines Cantons, ja, eines Districtes zu verbessern, und daß, wenn der Präfect schon höherer Gaben allerdings bedarf, doch allen vier genannten Wirkungskreisen ein beschränktes Feld nur zu Gebote steht, ein Feld, das ein gewöhnlicher Blick leicht übersieht und ohne Mühe mit der großen Staatsmaschine in Verbindung bringt. Dagegen muß in den höheren Kreisen der Verwaltung, wo Alles größer, feiner und verwickelter erscheint, der Blick des Staatsmannes den Standpunkt gleichsam überragen, um im Stande zu seyn, das weite Gebiet gehörig zu beherrschen; denn während ein Präfect in seinem engen Kreise nur Bauten von zehnjähriger Dauer etwa aufzuführen braucht, ist hier, wo es das Wohl und Wehe des ganzen Volkes gilt, der Zuschnitt auf ein Jahrhundert wenigstens zu nehmen und ohne ihn selbst eines Colbert, eines Süllh Genius, falls ihn nicht Napoleons oder Cromwells Scepter unterstüzt, für nichts. Ein wahrhaft grosser Staatsmann ist das Motto des Jahrhunderts, dessen Glanz und Glück er vorbereitet hat, und seines Planes beharrliche Verfolgung — für alles Irdische das Gepräge wahrer Kraft — die unerlaßliche Bedingung seiner Größe.

— Wie kommt es, meine Herren, hub Genestas an, daß Sie des Heers noch nicht erwähnt, da kriegerische Bildung doch ohne Zweifel der Typus jeder guten Staatsgesellschaft ist?

— Mein Herr Rittmeister! gab ihm der Friedensrichter in scherzhaftem Tone zur Antwort, das kommt daher, weil ein alter Rechtsgelehrter sagt, die Reiche fingen mit dem Schwerte an und hörten mit dem Dintenfaße auf, und wir mit dem unsrigen jezt bei dem Dintenfasse stehen.

— Basta! rief Benassis. Auf Ihr Wohlseyn, lieber Rittmeister!

— Sie sollen leben, braver Doctor! erwiederte Genestas; ein Mann wie Sie, macht der ganzen Menschheit Ehre....

— Er macht zugleich auch unsere Liebe aus! sezte der Geistliche voll inniger Herzlichkeit hinzu.

— Herr! Herr! wollen Sie mich zu Stolz und Eitelkeit verführen?

— Mit nichten! rief der Holzhändler; Herr Janwier flüsterte nur leise, was der ganze Canton laut ausposaunen möchte.

— Kommen Sie in's Freie, meine Lieben, den Herrn Pfarrer im Mondenschein nach Hause zu begleiten.

— Auf! auf! riefen alle Gäste und gaben dem Pfarrer das Geleit.

XVIII.

Der Feierabend.

Se non è vero, è ben trovato.

— Jezt zur Scheune! rief Benassis, nachdem er Abschied von den Gästen und Genestas beim Arme genommen hatte. Da giebt es Geschichten von Napoleon zu hören, gesezt „Herr Nachbar" oder „Herr Gevatter" hat sich eingefunden und dem geschwäzigen Goguelat die Zunge über diesen Volksabgott gelöst *). Wir klettern auf der Leiter, die mein alter Diener an's Dachfenster gestellt hat, heimlich auf den Heuboden und übersehen von dort die ganze Gruppe. Es ist der Mühe werth! auch krieche ich heute wahrlich nicht zum ersten Mal in's Heu, um Soldatenschwänke oder Bauernmärchen zu behorchen. Doch muß es heimlich seyn, weil sonst der Erzähler sich genirt und sich nicht giebt wie er ist.

— Ach, lieber Gott! seufzte der Rittmeister; wie oft habe ich im Bivouac schlafend mich gestellt, um meine Reiter zu belauschen! und wenn ich auch nur einmal, selbst im Lustspiel von Paris, so herz-

---

*) s. oben Th. I. S. 98. ff.

lich hätte lachen können als bei der Schilderung unsers Rückzugs von Moskau, wann sie ein alter Wachtmeister vor einer Schaar Recruten, die das Kanonenfieber hatten, trawestirt zum besten gab! Da hieß es unter Anderem: die große Armee habe ... aus Angst ... ich weiß nicht was .... gemacht, habe nichts als Eiswasser getrunken, sey schaarenweise todt auf der Straße stehen geblieben, das ganze Rußland sey über und über weiß, man striegele die Pferde mit den Zähnen, die Schlittschuhläufer hätten Jahr aus, Jahr ein dort bleiben wollen, kein russisches Mädchen sey verliebt, und die einzige Unannehmlichkeit gewesen, zum Rasiren nirgends warmes Wasser haben bekommen zu können; kurz, er tischte so drollige Geschichten auf, daß selbst ein alter Compagniefurier, dem seine Nase erfroren war und deshalb Nas-ab hieß, mitlachen mußte.

— Jezt stille! fiel Benassis ein; wir sind an Ort und Stelle; klettern Sie mir leise nach!

Im Nu waren sie im Heu gelagert und schauten ungesehen auf den Scheunenclubb hinab. Einige weibliche Mitglieder desselben strickten oder näheten beim Scheine mehrerer Lichter, bei deren jedem eine mit Wasser angefüllte weiße Glaskugel stand, deren Strahlenschein auf die Arbeiterinnen fiel; andere saßen müßig, die Hände im Schooß, und liehen der Erzählung eines alten Bauern aufmerksam ihr

Ohr. Die Männer standen oder saßen auf Heugebinden, meist schweigend und vom Flackerschein der wenigen Lichter in dem hohen, weiten Raume schwach, daher fantastisch, ja, fast geisterhaft beleuchtet; und Alle horchten andächtig dem oft vernommenen Mährchen. So reizend erscheint die Dichtkunst auch den Bauern, die insbesondere das Einfach-Wunderbare und das fast glaubliche Unmögliche ergözt.

„Wie unheimlich auch das Haus erschien," trug der Erzähler vor, „so sah sich dennoch die buckelige Frau, ermüdet wie sie war, genöthigt, darin ein Nachtlager zu suchen; ein Mehreres nicht, da sie noch Brod in ihrem Quersacke bei sich führte. Die Hausfrau, des Raubgesindels Altfrau, des Nachtplans unbewußt, nahm sie in ihrer Bodenkammer auf, wo sie, zwar schlecht gebettet, doch Gott befohlen, bald einzuschlafen hoffte. Doch was geschah? — Es poltert schwer die Treppe in die Höhe, zwei Männer, mit Leuchte und Messern in den Händen, treten ein! Da überfällt sie Todesangst; denn seh't, es war zur Zeit, wo noch gar mancher Herr Pasteten aß von Menschenfleisch! Doch, wenn die Aermste in jenem Schreckensaugenblicke überhaupt einen beruhigenden Gedanken fassen konnte, so war es der, daß, da sie alt und schrumpfelig sey, wohl niemand mehr an ihrem zähen Fleische Gefallen finden werde. Die Männer schritten rasch an ihr vorbei und zu einem anderen Bette hin, das, nebst einem großen

Mäntelsacke, eine Mannsperson verbarg, die im Rufe der Zauberey durch alle Länder zog. Der größere hebt die Leuchte in die Höhe und packt den Herrn bei den Beinen; der kleinere ergreift ihn trunkenen Muthes bei den Haaren und schneidet — ratsch! den Hals ihm mit dem Messer ab.... Dann lassen sie den Kopf und Rumpf im Blute liegen und eilen mit dem Mantelsack davon. Die Frau ist außer sich, will heimlich fliehen, und ahnet nicht, daß sie die Vorsehung, zur Ehre Gottes und zur Strafe des Verbrechens, an diesen Schauderort geführt hat. Vor innerer Angst bemerkt sie die äußeren Schwierigkeiten nicht. Die Hausfrau aber, indem sie beide Räuber aus der Bodenkammer kommen sieht und über ihre dort Gebettete befragt, stürzt diese in neue Todesangst. Die Schurken schleichen straks die Treppe in die Höhe; sie hört sie flüstern und hineintreten; krümmt sich im Dunkeln wie ein Wurm, faßt sich jedoch, schließt fest die Augen zu und stellt sich schlafend, indem sie, die Hände auf der Brust, fast athemlos daliegt. Der Erste hält das Licht ihr unter's Auge, sie aber rührt vor Angst nicht Lied noch Glied.

— Sie schläft wie eine Ratte, flüsterte der Andere.

— Ich traue der alten Hexe nicht! spricht jener, will ihr den Rest geben, dann können wir ruhig seyn; und — eingesalzen, mögen sie die Schweine fressen.

Die Alte mukste nicht.

— Laß sie liegen! heischt der Andere: sie schläft und weiß von nichts.

So kam die Aermste davon. Was vermag entschlossener Muth nicht! Allein wie wenige — ich will nicht sagen Weiber, sondern tüchtige Burschen selbst — besizen ihn? — Genug, die Mörder fallen über den Leichnam her, wickeln ihn in das Betttuch und den Strohsack, und schleppen ihn hinunter in den Hof, wo die Alte gleich darauf blutdürstige Säue grunzen hört."

Hier machte der alte Bauer eine Pause; dann fuhr er fort:

— „Am anderen Morgen geht die Frau, nachdem sie ihr Schreckenslager mit zwei sous bezahlt hat, ihres Weges, stellt sich beim Abschiednehmen arglos und gelassen, fragt nach Tagesneuigkeiten und nimmt das Geleit der Hausfrau mit. Doch wie sie sich aus dem Bereiche dieser sieht, will sie laufen, fliehen, wie jemand, den ein nächtliches Gespenst oder ein Todfeind mit gezücktem Dolche verfolgt. Allein sie kann nicht! die Füße beben und versagen ihr den Dienst. Es war ihr Glück. Hört nur warum! Sie war kaum eine halbe viertel Stunde weit gegangen, als sie den einen der zwei Raubmörder hinter sich herkommen sieht, um zu erfahren, ob und was sie wisse. Dies ahnend, sezt sie sich auf einen Stein.

— Was fehlt Euch, Mutter? fragte der kleine, schlaue Kundschafter, derselbe, welcher in der Nacht sein Messer in Menschenblut getaucht hatte.

— Ach, lieber Freund! giebt sie zur Antwort, mein Quersack ist mir zu schwer, ich kann nicht weiter; habt Erbarmen und helft mir ihn nach Hause tragen! wollt Ihr?

Der Räuber ist bereit, giebt ihr den Arm, um zu erfahren, ob sie zittert und sich fürchtet. Doch nichts davon: sie geht ruhig ihm zur Seite, spricht den ganzen Feldbau, von der Aussaat bis zur Ernte, mit ihm durch, und erreicht im Umsehen die Vorstadt, wo sie wohnt und wo der Räuber, aus Furcht vor der Polizey, sie schnell verläßt. Es war fast Mittagszeit; ihren Mann erwartet sie am Abend; das nächtliche Erlebnis geht ihr im Kopfe herum. Dann eilt sie in die Küche, um des hungerig heimgekehrten Mannes Abendessen zu bereiten, bestreicht mit Speck die Pfanne, sezt sie auf heiße Kohlen und unterhält den Müden nach geschwäziger Weiber Art, doch ohne des ermordeten, beraubten und von den Schweinen aufgefressenen Herrn zu erwähnen. Als sie nun aber die triefende Pfanne von den Kohlen nimmt, um sie zu trocknen, findet sie sie blutig.

— Was hast Du in die Pfanne gethan? fragt sie erschrocken ihren Mann.

— Nichts! war die Antwort.

— Bin ich behext? denkt sie bei sich, und stellt die Pfanne wieder hin.

Bauz! da fällt ein Menschenkopf aus dem Schornstein herunter.

— Heiliger Gott! sieh' her Mann, es ist der Kopf des Ermordeten! ruft die Alte aus. Wie er mich anstiert! Was kann er von mir wollen?

— Daß Du ihn rächest! antwortete eine Stimme.

— Was schwazest Du? ruft da der Mann unwillig aus; und siehst nur immer Gespenster? nimmt dann den Kopf, der ihn in den Finger beißt, wirft ihn zum Fenster hinaus, und sagt in barschem Tone:

— Bekümmere Dich nicht weiter um den alten — Kazenkopf, und backe mir den Eierkuchen fertig!

— Den Kazenkopf, sagst Du? so groß, so rund und ....

Bauz! da fällt ein ganzes Bein aus dem Schornstein auf den Heerd. Dieselbe Geschichte: der Mann schleudert es ohne Weiteres in den Hof. Dann folgte ein zweites Bein, zwei Arme, der Leib, kurz der ermordete Reisende fällt Stück vor Stück herunter. Der Eierkuchen wird nicht gebacken, der Hungrige nicht satt. Doch dieser sagt:

— Bekomme ich meinen Eierkuchen, so schwöre ich den Mann zu rächen!

— Du giebst doch also zu, daß es ein Mensch, und keine Kaze ist? Wie ließe sich dies leugnen? ruft die Buckelige in höchster Spannung und Verwirrung aus, indem sie den fertigen Eierkuchen auf den Tisch sezt, wobei jedoch ihr selbst die Eßlust schier vergangen war.

Da klopft es an die Thür.

— Wer da?

— Der gestern Ermordete.

— Herein! ruft der Mann.

— Der Reisende tritt in die Thür, sezt sich auf die Schwelle und spricht:

— Bei dem allmächtigen Gotte, der allen Gläubigen den ewigen Frieden verheißen hat, beschwöre ich Dich, Weib! und rufe zu meiner Erlösung Dich an! Du hast gestern mich umbringen und den Schweinen vorwerfen sehen und schweigst dazu? und ich, ein gläubiger Christ, soll, weil ein Weib geschwiegen hat, mit den Säuen zur Hölle fahren? Weib! laß dies nicht geschehen, sondern erlöse mich!

So und noch Anderes sprach der Ermordete.

Das Weib aber wäscht zitternd und bebend die Pfanne ab, zieht sich festlich an, bringt das Verbrechen vor den Richter und die Mörder auf das Rad. Zum Lohn dafür ließ der Himmel fortan die besten Früchte in der ganzen Feldmark auf ihrem

Felde wachsen und schenkte ihr auch spät noch einen längst ersehnten Sohn, der in der Folge zum vornehmen Edelmann wurde.

So lautet die wahrhafte Geschichte von der muthvollen Buckeligen."

— Eine gräuliche Geschichte! sagt die Gräberin, die ich nicht hören mag. Kriegsabenteuer von Napoleon sind mir lieber.

— Versteht sich! fiel der Flurschüz ein. Herr Goguelat! erzählt uns doch ein Kaiserstückchen!

— Zu spät für heute! war die Antwort; denn an einer Siegeserzählung darf kein Silbchen fehlen.

— Thut nichts; fangt nur an! wir kennen sie ja ohnehin schon alle, aber hören sie dennoch immer mit Vergnügen.

— Ja, ja! ein Kaiserstückchen! riefen Mehrere einstimmig.

— Gern! sagte Goguelat. Ihr werdet aber sehen, daß in der Hast es sich nicht ausnimmt; darum laßt mich lieber eine Schlacht, z. B. die von Champ-Aubert, beschreiben, wo alle Munition verschossen war und man zulezt sich auf die Bajonette spießte.

— Nein, nein! ein Kaiserstückchen!

— Wohl denn! sagte der alte Krieger, erhob sich von seinem Heubunde, warf der Versammlung einen jener tiefsinnigen Soldatenblicke voll Elend und schmerzlicher Erfahrungen zu, stuzte sein Collet zurecht, stellte sich als wolle er von neuem den Bündel schnüren, worin er einst seine ganze Habe durch die Welt getragen hatte, nahm seine alte kriegerische Haltung an, richtete, nachdem er sich die Haare von der narbigen Stirn gestrichen, den Blick zum Himmel auf, um sich dadurch gleichsam auf die Höhe dessen zu erheben, den er schildern wollte, und begann dann folgende Erzählung.

— „Ihr wißt Alle, meine Freunde, wo Napoleon geboren ist: in Corsika, einer französischen Insel, die unweit vom heißen Afrika, im Mittelmeere liegt; in einem Lande, wo Einer den Andern, als müßte es so seyn, — selbst Sohn und Vater — um nichts und wieder nichts erdolcht. Doch, um das Merkwürdigste vorauszuschicken, Napoleons Mutter, zu ihrer Zeit die schönste und ränkevollste Frau, hatte den Einfall, ihn Gott zu weihen und dadurch den Gefahren der Kindheit und des Lebens zu entreißen, da ein Traum am Tage der Entbindung ihr gewahrsagt, die Welt stehe lichterloh in Flammen. Daß Gott ihn schüzen und er dafür die heilige Religion zu Recht und Ehren wieder bringen möge, war ihr mütterlicher Wunsch; ich aber meine, wir haben gesehen, wie es eingetroffen ist? — Nun aber weiter! Ihr mögt dann selber urtheilen, ob Alles, was Ihr hören werdet, natürlich zugegangen ist.

— So viel ist ausgemacht: nur wer in geheimem Bunde stand, konnte mit heiler Haut, wie er es immer that, quer durch den Kugelregen reiten, welcher uns wie Fliegen niederwarf. Ich war davon bei Eilau naher Zeuge und sehe ihn noch auf einen Hügel jagen, sein Fernglas stellen, den Gang der Schlacht verfolgen und sagen.... es geht vortrefflich!... Als eines Tages aber von den goldbeblechten Herren, die der Kleine bei seinem eisernen Würfelspiele brauchte, den stolzen Rechthabern, die ihn Tag und Nacht umschwärmten, einer den Meister spielen will und des Kaisers jüngst verlassenen Plaz einnimmt, Poz alle Hagel! wie wird er weggeblasen! denn wisset: schußfest war Napoleon allein: anderes als mit Einem schließt sich kein geheimer Bund! Woher es denn auch kam, daß seine Adjutanten, selbst seine vertrautesten Freunde, wie die Fliegen um ihn fielen: Düroc [1]), Bessières [2]), Lannes [3]), die tapferen Auserwählten! — Ein anderer Beweis, daß er ein Schooskind Gottes und geborner Soldatenvater war, ist, daß niemand als Lieutenant oder Hauptmann ihn gesehen,

---

1) In einem Gefechte bei Reichenbach am 22. Mai 1813, dem Tage nach der Schlacht von Bautzen.

2) Am 1. Mai 1813, vor der Schlacht von Lützen.

3) In der Schlacht von Eßlingen am 21. Mai 1809; alle drei durch Kanonenkugeln getödtet.

Anm. des deutschen Bearbeiters.

sondern er schlankweg als Chef begonnen hat, seitdem er durch Eroberung Toulons, obgleich erst dreiundzwanzig Jahre alt, von niederer Herkunft, arm und unbekannt, im Aeußeren nachlässig und mager*), den Anderen gezeigt, daß sie mit Kanonen nicht umzugehen wüßten, und in Italien das hartgedrängte, verhungerte und nackte Heer zu Siegen und Reichthümern geführt hatte. Er redete es an und sprach:

— „Cameraden, die Ihr hier um mich versammelt seyd, merkt Euch, was ich verkünde: wenn vierzehn Tage verstrichen sind, werdet Ihr den Feind besiegt, Euch neu von Kopf zu Fuß gekleidet, mit Mänteln, Schuhen und Kamaschen aufs beste Euch versehen haben. Doch gilt es einen tüchtigen Marsch, versteht Ihr mich? den Marsch nach Mailand, wo Ihr Alles finden werdet!"

Da hieß es denn: Marsch, Marsch! Wir dreißigtausend Barfüßer, platt und vertrocknet wie die Wanzen, erheben uns gegen achtzigtausend wohlgenährte und gerüstete Eisenfresser, und marschiren Tag und Nacht, als hätte Er, Napoleon — damals noch Bonaparte — Gott weiß, was uns angethan! Erst geben wir ihnen bei Montenotte eine Ohrfeige, dann schlagen wir, siegtrunken, sie bei

*) v. Mémoires de la duchesse D'Abrantés. tome premier, Chap. 6 et 14.

Riwoli, bei Lodi, Arcole und Millesimo aufs Haupt*); und das Umzingeln, Hezen, Abschneiden ihres Corps, das Erbeuten der Bagagen und Geschüze, wird so zur Tagesordnung, als lasse ein Zauberstab Napoleons sie alle in Luft und Land und Meer verschwinden. Wir sind bald oben drauf, denn unser schlauer General weiß auch das Volk, wohin wir kommen, für uns zu stimmen, indem er die Freiheit ihm verspricht. Nun heißen überall die Bürger und die Bauern uns willkommen, und auch die Weiber, ihres Vortheils eingedenk, lassen es an Freundlichkeit nicht fehlen. Mit Einem Worte, das Ende vom Liede ist, daß wir ventôse, d. h. nach jezigem Styl im März, des J. 96 bei den Murmelthieren concentrirt standen und Herren von ganz Italien, wie er geweissagt hatte, waren, ein Jahr später aber, nach zwei kurzen Feldzügen, Wien vor uns lag, Alles rein gekehrt war, der Feind um Gnade bat und glorreich Frieden ward.

— Ich frage: ist dies ein Menschenwerk? — Nein, sichtbar Gottes Arm!

— Gleich den fünf Broden in der Schrift konnte er sich vervielfachen, Tags die Schlachten

---

*) Die argen Anachronismen müssen wir unserm Bramarbas zu gut halten.

Anm. des deutschen Bearbeiters.

leiten und Nachts sie vorbereiten, war immer auf den Beinen, schlief nicht und aß nicht, nach Aussage der Wachen vor den Fenstern. Da nahm der Soldat den Wundermann zu seinem Vater an und Vorwärts! zum Feldgeschrei; die Pariser aber fürchteten den Eisenarm des gewaltigen Kriegsgot: und wünschten ihn nach Amerika oder Asien verschickt, wo er in weiter Ferne sich austoben und den Herrn spielen könne. Dies war ihm, wie Jesu Christo einst, geweissagt. Er bekommt auch in der That Befehl, Aegypten zu gewinnen. Seht da die zweite Aehnlichkeit mit Gottes Sohn! Doch hört nur weiter! Er sammelt seine besten, bewährtesten, von ihm gleichsam beherzten Cameraden und spricht zu ihnen:

— „Freunde! Aegypten ist uns versprochen, falls wir es erobern können. Kommt! laßt es uns wie mit Italien machen; mit Eins, Zwei, Drei ist's dann geschehen; und Ruhm und Schäze erwarten den Soldaten!"

— Vorwärts! rufen Alle.

Der Weg führt nach Toulon. Englands Flotten kreuzten damals überall; Napoleon aber sagte uns beim Einschiffen: — „Es sieht uns niemand, fürchtet Nichts und wisset fortan, daß Eurer Führer unter glücklich leitendem Gestirn steht".... Gesagt, gethan. Der Unermüdliche, der täglich große Dinge im Schilde führte, pflückt Malta, seinen Thatendurst zu löschen, wie eine Orange im Vorübersegeln ab und bringt im Nu uns nach Aegypten. Poz! alle tausend, was war das! denkt Euch doch, seitdem die Welt steht, regieren Riesen dieses Land und lagern in den Wüsten zahllose Kriegerschaaren: denn sintemal das Land von Crocodilen und von unsichtbaren Geistern wimmelt, sind ungeheure Pyramiden, Bergen gleich, zu Gräbern für die Riesenkönige gebaut, damit sie nicht verwesen. Der Kleine aber ließ bei unserer Landung folgenden Tagsbefehl verkünden:

— „Kinder! es herrschen in den zur Eroberung Euch angewiesenen Ländern Götter, die Ihr achten müßt; denn der Franzose, aller Menschen Freund, darf die von ihm besiegten Völker nimmer kränken. Er rühre anfangs gar nichts an, dann wird am Ende Alles ihm gehören; und Vorwärts sey sein Wahlspruch!“

— So weit geht Alles gut. Napoleon's Erscheinen aber sezt Alle, denen er unter dem Namen des Sultan Feuerbrand, Kebir-Bonaberdis in der Landessprache, vorher verkündigt war, in Angst und Schrecken. Der Großsultan, ganz Afrika und Asien nehmen ihre Zuflucht zu der Zauberey; es soll ein Dämon, Namens Mody, uns bekämpfen, ein Wesen höherer Art, das, der Sage nach, auf schußfestem Zelter in der Luft lebt und vom Himmel stammt, das mancher von uns gesehen hat, ich aber nicht verbürgen will. Die Oberhäupter der arabischen Stämme und die Mamelucken waren es besonders, die den Glauben herrschend machen wollten, der Mody mache alle Gläubigen in den Schlachten gegen uns schußfest und verleihe Kraft und Sieg zur Wiedererkämpfung der Salomonswurzel, eines Talismann's, dessen Raub sie unserm Feldherrn Schuld gaben.

— Ich frage: ging es wohl natürlich zu, daß sie um Napoleon's geheimen Bund gewußt?

— Der Glaube war allgemein verbreitet, er beherrsche die unsichtbare Geisterwelt und könne, wie ein Vogel, jeden Augenblick sich in die entferntesten Gegenden versezen; denn er war in der That überall; auch habe er aus dem Lande der Mamelucken eine Sultanin, die schön sey wie der Tag, nachdem er ihrem Gebieter alle seine Schäze an Gold und Edelsteinen vergebens für sie geboten, mit Hülfe höherer Macht geraubt.

— Unter solchen Umständen war denn ein Kampf auf Tod und Leben unausbleiblich; und — wer kennte nicht die blutig-heißen Schlachten bei Alexandrien, bei Gizeh und den Pyramiden *) unter

*) wo Napoleon seinen Soldaten zurief: „Bedenkt, daß vierzig Jahrhunderte von diesen Pyramiden herab auf euch herniederschauen!"

Anm. des deutschen Bearbeiters.

einer Sonne und in einem Sande, die zum Verschmachten und zum Rasendwerden waren? — Der Mameluck wird aufgerieben; Alles beugt sich unter Napoleons Zauberstab, der Ober- und Unter-Aegyptens, Arabiens und ausgedehnter Länderstrecken bis zu den Hauptstädten längst verschwundener Königreiche sich bemeistert, wo jezt nur viele tausend Statuen, viele hundert unheimliche Kobolde und millionen Eidechsen noch sind. Derweilen aber vernichtet der eifersüchtige Britte in der Schlacht bei Abukir die ganze Flotte; und Napoleon, auf den Orient und Occident, den Segen des Papstes, der ihn seinen Sohn, die Freundschaft des Großsultans, Mahomeds Vetter, der ihn seinen lieben Vater nennt, gestüzt, sucht in der Eroberung Indiens Rache. Er will uns eben durch das rothe Meer nach Asien und in jene Länder führen, wo der Sold nur Gold und Diamanten, die Wohnungen Palläste sind, als sich Mody mit der Pest verband und unsere Siegeslaufbahn hemmte. Da hieß es plözlich Halt! und zur lezten Musterung ausgerückt! Dreimal stürmt der tapfere Soldat das feste St. Jean d'Acre, und muß es sterbend dennoch mit dem Rücken ansehen! Vor der Pest war keine Gnade! Das ganze Heer erkrankte; Napoleon allein war frisch wie eine Rose; so sah ihn jedermann.

— Ich frage noch einmal: ist dies nicht übernatürlich?

— Nun wußten die Mamelucken, daß wir bei Hunderten auf den Krankenwagen lagen; drum stürzten sie von allen Seiten auf uns ein, den Durchmarsch uns zu wehren. Napoleon aber läßt nicht mit sich spaßen; er winkt seiner festgemachten Schaar, ihm „Bahn zu machen!“ Jünot, ein Haudegen erster Größe und Napoleons wahrer Freund, sprengt mit tausend Mann des Pascha's ganzes Heer, das uns den Weg vertreten will und führt uns glücklich nach Kairo, ins Hauptquartier, zurück.

— In Frankreich aber ging es indessen drunter und drüber. Nicht blos steckten die Herren in Paris, die lieber schwazen und prahlen als ernsthaft Hand anlegen mochten, den Sold, die Bekleidung und die Lebensmittel der Truppen in die Tasche, und ließen gewissenslos diejenigen vor Mangel und Hunger sterben, welche für sie die Welt erobern sollten, sondern sie gaben sogar auch Frankreichs Grenzen Preis! Das kam daher: der Mann, der Kleine, fehlte! — So hieß er zwar und nenne auch ich ihn deshalb so, wenngleich mit Unrecht, denn ihm, der unter ganz besonderem Stern stand, gebürt ein anderer Name; uns mochte man meinetwegen Männer nennen. — Nach jener unglücklichen Seeschlacht erhält er von Frankreichs Lage Kunde, liefert hart am Strande des Meeres, in das er die Hälfte der Feinde jagt, mit einer einzigen Division den viermal stärkeren Türken eine lezte blutige Schlacht, und beschließt, als er Alles dort verloren sieht, sich einzuschiffen, indem er den Seinigen vertraut; „Zu Frankreichs Rettung bin ich allein berufen!" — Das Heer erfuhr seine Abreise nicht, sonst hätte es ihn mit Gewalt zurückgehalten und zum Kaiser Asiens proclamirt. Wie trauerten wir um ihn, der unsere Wonne war! — Den Oberbefehl übertrug er Kleber, den ein Aegypter ermordete, der dafür, nach dortiger Strafweise, gespießt wurde. Er aber steigt heimlich in ein Fahrzeug, Namens Forluna, das nicht vielmehr war als ein Nachen, und landet damit im Umsehen und Angesichts Englands, das ihn mit allen seinen Kriegsschiffen blokirt hielt, wie von Schlemihl's Stiefeln getragen, an Frankreichs Küste.

— Ging dies natürlich zu?

— Von Frejüs bis Paris war nur ein Schritt. Wohin er kommt, staunt und betet alle Welt ihn an. Er aber beruft den Staatsrath und fragt:

— „Was habt Ihr mit meinen Kindern, den Soldaten, angefangen? Ihr Köche, die den Brei verderbt, in sorgloser Ueppigkeit fünf gerade seyn laßt und gewissenslos die Fettfedern davon zieht? Im Namen Frankreichs stelle ich Euch zur Rede!"

— Sie wollen sich herausreden und ihm zu Leibe gehen; doch umgekehrt....! Er sperrt sie ein, und wer hinaus will, muß das Weite durch das Fenster suchen; wer bleibt, zu Kreuze kriechen, Gehorsam angeloben und stumm seyn wie ein Fisch. Der Consul will es so. Dann wendet er mit Dank sich an das höchste Wesen, das ihm treu Wort gehalten hatte, und erfüllt sein ihm geleistetes Versprechen, indem er die Gotteshäuser und den Gottesdienst herstellt und durch ganz Frankreich die Kirchenglocken zu Gott und zu seiner Ehre ertönen läßt. Alle Welt war dessen froh: der wiedereingesetzte Priester, der friedlichen Gewerben wieder zugeführte Bürger, der vor Bann und Guillotine sicher gestellte Edelmann. Es gab jedoch gar manches Giftkraut auszurotten; und Tag und Nacht mußte des Kleinen Auge wach seyn, wollte Frankreich ruhig schlafen. — Plözlich erscheint er in Italien. Ein Blick von ihm genügt, Oestreich bei Marengo matt zu machen; es war ein Sieg, aus dem sich Europa eine Lehre ziehen konnte. „Genug!" ruft Deutschland aus. „Genug!" rufen alle Andern. Europa kriecht zu Kreuz, und England beißt sich in die Finger; im Frieden umarmen sich die Fürsten und die Völker, den Kaiser aber begeistert der edelste seiner edlen Gedanken, Frankreichs Ruhm durch Stiftung der Ehrenlegion zu krönen.

— „Jeder Franzose ist ein tapferer Mann!" sagt er zu dem bei Boulogne aufgestellten Heere. „Drum soll, wer sich im Civildienst des Vaterlandes auszeichnet, des Kriegers Bruder seyn und Beide dasselbe Ehrenzeichen schmücken!“

— Wir armen Teufel kamen damals aus Aegypten. Alles war verändert: aus einem General im Nu ein Kaiser worden, dem Frankreich sich ergeben hatte, wie ein schönes Mädchen dem Husaren sich ergiebt. Und eine große, heilige Feier, wie sie auf Gottes Erdenrund noch nicht gesehen war, verkündete den allgemeinen Jubel. Ja, selbst der Papst mit sammt den Cardinälen in roth- und goldenen Gewändern macht sich auf und überschreitet die Alpen, um Angesichts des jauchzenden Volkes und ganzen Heeres ihn zu krönen. — Ich muß indeß noch eines anderen Umstandes erwähnen. Schon in Aegypten, unweit der syrischen Wüste auf den Bergen Mosis, hatte sich der rothe Mann ihm offenbart und zugerufen: — „Fahre fort wie Du begonnen!“ — Abends, nach dem heißen Tage von Marengo, erschien er ihm zum zweiten Mal und sprach: „Du wirst die Welt zu Deinen Füßen sehen und Kaiser der Franzosen, König von Italien, Herr Hollands, Spaniens, Portugals, Illyriens, Beschützer Deutschlands, Erretter Polens, erster Adler der Ehrenlegion, kurz, Alles in Allem werden.“ — Dies war, wenn man dergleichen glauben mag, Napoleons Verhängnis, gleichsam die Zugbrücke zwischen ihm und seinem Stern; und ausgemacht ist, daß der rothe Mann leibhaftig existirt und Napoleon selbst von ihm gesagt hat, er pflegte ihm in Zeiten des Unglücks zu erscheinen und halte sich, so lange es glücklich gehe, verborgen in den Tuilerieen auf. Am Krönungsabend ward er ihm zum dritten Male sichtbar und kam über tausend Dinge mit ihm überein. Darauf bricht der Kaiser nach Mailand zu seiner Krönung als König von Italien auf; und dort hebt der Triumph des französischen Soldaten recht eigentlich erst an. Dort heißt es: „wer schreiben kann, dem stehen alle Ehrenstellen offen." Auf Kosten fremder Länder regnet es Pensionen, Herzogthümer, Schäze; von dort auch stammt die Lebensrente für mein Kreuz. Es wachsen Heere von nie gesehener Größe wie Pilze aus der Erde. Inzwischen aber läßt der Kaiser, der der Soldaten- aber auch der Landesvater war, Pracht- und Riesenbauten, die viel Geld in Umlauf sezten, unternehmen, und wenn wir dann, wie's nicht selten war, von Madrid nach Berlin beordert wurden, so ging der Marsch durch prächtige Triumphbögen woran des niedrigsten Soldaten wie des Feldherrn Heldenthat in Stein gehauen war. Er füllt in wenigen Jahren, ohne Steuern auszuschreiben, seine Schloßgewölbe mit Tonnen Goldes an, bauet Brücken, Palläste, Heerstraßen, Schiffe und Kriegshäfen, giebt Gesezbücher und feenartige Hoffeste, ertheilt den Doctorhut wie Kreuz und Ehrendegen, und wühlt im Gelde, daß es hieß, er könne sein ganzes Kaiserreich mit Frankenstücken pflastern. Doch er, behaglich auf seinem Throne sizend als Herr Europa's, das seinem Winke gehorchte, gedachte seiner zahlreichen Geschwister und mischte eines schönen Morgens die Frage in den Tagesbefehl:

— „Kinder! ist's wohl recht, daß Eures Kaisers Angehörige leer ausgehen? Gewis nicht. Es soll vielmehr mein Glanz auch sie umstrahlen; sie sollen Königsthrone einnehmen, Frankreichs Uebermacht befestigen helfen, den Kriegsruhm der Kaisergarde theilen." —

— Diese antwortet mit jubelndem Hurrah, und jeder Ruf verheißt ein Königreich. An kein Halten war zu denken; ich glaube, wenn's der Mond gewesen wäre, den sein Eroberungswürfel uns bezeichnet, wir hätten uns zum Klettern angeschickt; doch war's ein Glück, daß er nicht darauf verfiel. Begreiflich behagte dies den Königen nicht, die in gewohnter Ruhe auf ihren Polsterthronen saßen: das Kriegsgewitter bricht von neuem los. Was Beine hat, rückt aus; Kampf, Tod und Sieg sind des Franzosen Losung. Ihr kennt den Philosophen, dem's gleichviel ist, ob er heute oder morgen stirbt. Sahen wir nur den Kaiser die neuen Königreiche auf seine Charten zeichnen, so starben wir still und gern.

Der Alte beschrieb bei diesen Worten mit dem

Fuße einen Kreis auf die Scheundiele und fuhr dann fort:

— Die Königreiche blieben dann nicht blos auf dem Papier, o nein! aus Obersten wurden Generale, aus Generalen Marschälle, aus Marschällen die Könige! Habe ich in Paris doch selber deren elf nebst einer Unzahl Prinzen um dem Kaiser, wie Strahlen um die Sonne, einst gesehen und mitgefühlt, wie's dem Soldaten, dem sieggekrönten Gardecorporal, im lezten Schlachtenbülletin genannt, deshalb von jedermann bewundert, bewußt, daß er den Grund zu Königskronen lege, um's Herz in jenen Tagen war! den Tagen von Austerlitz, wo unser Herr wie auf der Wachtparade manöwrirte; von Eilau, wo Napoleon's Hauch die Russen in den See trieb; von Wagram, wo wir drei Tage lang in vollem Feuer standen! Da blizte Napoleon's Gott geweihetes Schwert in vollem Glanze und betete ihn der Soldat, troz seiner ernsten Majestät, wie seinen Vater an. Er wachte und sorgte für uns Alle; ein Jeder durfte sich ihm nahen; es fühlte jeder sich in seiner Nähe stark und sicher, denn jedes Wort aus seinem Munde gab Begeisterung; und — riß die feindliche Kartetsche eines seiner Kinder nieder, so hörten wir: „Leb wohl, mein Kaiser!" auf bleicher Lippe beben....

— War dies Natürlich? Thut dies der Mensch, für Seinesgleichen?

— Als er die Seinigen nun versorgt hatte, mußte er mit Schmerz die bleibende Unfruchtbarkeit seiner armen Josephine, der guten Kaiserin, gewahren und troz der Liebe, die er zu ihr fühlte, sie verstoßen, weil es um den wichtigen Punkt der Thronfolge sich handelt. Napoleon wählte sich nun eine Wienerin, Tochter der Cäsaren aus der alten Welt, deren Ahnherr einst Roms Napoleon war und sein Erbe auf unsers Kaisers Sprößling übertrug. Die Hochzeit war ein Weltfest, wobei der Neuvermählte seinen Völkern die Steuern auf zehn Jahr erließ; ein neuer König aber, der von Rom — eine unerhörte Begebenheit, bei des Vaters Lebzeit als König auf die Welt zu kommen! — war der Verbindung Frucht, wovon ein Luftballon die Kunde von Paris nach Rom in vierundzwanzig Stunden brachte.

— Ist nun wohl einer unter Euch, der sagen möchte, dies Alles sey natürlich? Schwerlich. — Dort oben war's geschrieben! Und wehe dem, der es bezweifeln kann, Gott selber habe uns Napoleon zu Frankreichs Ruhm gesandt!

— Es mochte indeß den Czar von Rußland wurmen, daß sich Napoleon keine Russin auserkoren hatte: er wendet sich plözlich zu den Satans-Engländern; weshalb der Kaiser zornig zu uns spricht:

— „Soldaten! Herren aller Hauptstädte Europa's! jezt sey Moskau, Englands Freundin, Euer Ziel! von Moskau geht's dann weiter nach London und Ostindien.“ —

— Ein Heer von niegesehener Größe rückt ins Feld — bedenkt! der Kleine musterte an Einem Tage zehnmalhunderttausend Mann! — Rußland schreiet Hurrah! Wälder von Cosackenlanzen verdunkeln die Luft, Völker stürmen gegen Völker, oder, wie der rothe Mann dem Kaiser sagte, Asien stürzt sich auf Europa. — Da galt es, auf der Hut zu seyn. Alle Potentaten huldigen von neuem: Oestreich, Preußen, Baiern, Sachsen, Polen, Italien, Alles zieht mit uns, Polen insbesondere jauchzt vor Freude über die vom Kaiser ihm verheissene Wiederherstellung. „Vorwärts!“ ruft das wohlversehene Riesenheer an Rußlands Grenzen; und vorwärts geht es Tag vor Tag. Kein Russe läßt sich sehen!.. Doch endlich finden wir die Bären an der Moskwa gelagert. Da war es, wo ich dieses Kreuz bekam. Mord Element! welch ein Gemezel! Selbst der Kaiser war besorgt, da ihm der rothe Mann erschien und sagte: — „Mein Sohn, Du übereilst Dich! es wird am Ende mit der Mannschaft und den Bundesgenossen hapern.“ Da wollte er Frieden machen, doch vorher noch die Russen klopfen. „Vorwärts!“ ruft er, und „Vorwärts!“ wiederholt das Heer. Mir aber ahnt, es werde dies das lezte Donnerwetter werden, drum wollt ich lustig mit dabei seyn. Wir standen im Vordertreffen, unweit eines breiten Grabens. Das Zeichen wird gegeben: siebenhundert Stück Geschüze donnern los, daß das Zwergfell bersten möchte. Zu ihrer Ehre sey es gesagt: die Russen fielen wie Franzosen; sie gingen keinen Schritt zurück, wir keinen vor. Da heißt es plözlich: „Vorwärts! der Kaiser kommt!" und in dem nämlichen Augenblicke jagt er auch schon mit jener Miene an uns hin, die da bedeutet, es komme Alles auf die Erstürmung der feindlichen Verschanzungen an. Sein Auge flößte Muth, sein Mund uns Thatkraft ein; so ging's im Sturmschritt vorwärts; und bald war ich der Erste auf der Schanze! Großer Gott! wie fielen um mich her die Obersten, die Lieutenants, die Gemeinen! Gleichviel; es kommen doch der Todten Schuhe den Lebendigen, die keine haben, die Epaulets dem Ehrgeizigen, der lesen und schreiben kann, zu statten; und endlich schallt's „Victoria!" durch alle Reihen. Was aber nie und nirgends noch gesehen worden — fünfundzwanzigtausend Kinder Frankreichs lagen wie abgemäete Waizenaehren todt dahingestreckt! — Wir Andern waren nüchtern wie die Kälber. Da tritt der Kleine zu uns in den Kreis, schmeichelt und streichelt uns den Bart, richtet uns zu neuen Thaten auf, und speiset uns, wie wir hungrig wie die Wölfe sind, mit Ehrenkreuzen und rührenden Gedächtnisreden auf die Todten ab. Dann ruft er: „Auf! nach Moskau, meine Kinder!“ und — das Heer bricht auf. Wir ziehen in Moskau ein; die Russen aber zünden es an allen Ecken an, so daß das ganze Firmament sich röthet. Es war ein Blizstrahl, auf unser Kriegsglück hingeschmettert! Palläste stürzten ein wie einzelne Dachziegel, Ströme geschmolzenen Blei's und Eisens ergossen sich weithin; ein Anblick zum Entsezen. Auch sprach der Kaiser: „Laßt uns Halt machen! die Wuth des Elementes sezt uns Schranken.“ — Indeß gewinnen wir einen Augenblick der Ruhe, um uns aufzufrischen und unsere mürben Knochen neu zu stärken. Auch liefert uns die brennende Czarenstadt an Beute Hülle und Fülle; es wird sogar das goldene Kreuz hoch auf des Kremls Kuppel unser. Doch mit dem Rückzuge zugleich, und zwar vier Wochen früher als gewöhnlich, wird es Winter, ein Ereignis, worüber den Gelehrten ihr bischen Verstand noch heutigen Tages still steht. Alles friert zu Eis. Das Heer löst sich vom Ersten bis zum Lezten auf, und Jeder denkt an nichts als aus dem Reiche des Hungertodes und allgemeinen Elendes sich zu retten und seine ferne Heimat zu erreichen. An Kriegsruhm war uns schier die Lust vergangen; wir ließen Beute und Gewehr im Stich. Der Kaiser konnte, bei dem dunkeln Schneegestöber, seinen Stern nicht mehr erkennen. Es hatte gleichsam eine Kluft zwischen ihm und seinem Himmel sich gebildet. O daß der Mann seine hehren Adler siegberaubt sehen mußte! Das Schlimmste aber kam erst an der Berezina! Ich sage Euch, Freunde, bei Allem was mir heilig ist! ein solches Durcheinander von Truppen, Geschüzen und Bagagen, und ein solches Unwetter und Schneegestöber sah man noch seit Menschendenken nicht. Wolltest Du den Lauf Deines Gewehres nur berühren, so starrte Dir die Hand zu Eis. Dort war es, wo die Trümmer unsers Heeres ihre Rettung wenigen braven Pontonniers verdankten, die auf dem Posten blieben; wo vor Allen Gondrin sich, mit Ruhm bedeckte *), der Einzige, der von jenen Tollkühnen noch lebt, die, im eisigen Strome stehend, dem Heere eine Brücke bauten."

Er zeigte bei diesen Worten auf Gondrin, der mit der den Tauben eigenen Spannung ihm zuhörte, und sagte: — „Seht da den Ehrenmann, den armen Schelm!" Dann fuhr er in seiner Kriegserzählung fort.

— „Dort sah ich auch den Kaiser, unbeweglich und gegen die Kälte unempfindlich, an der Brücke stehen.

— Ich frage wieder: war das wohl natürlich?

---

*) s. oben Thl. I. S. 95.

Er sah mit starrem Blicke nach dem Untergange seiner Schäze, Kostbarkeiten und Kriegscassen, seiner Freunde und alten Waffenbrüder aus Aegypten hin. Alles mußte dicht an ihm vorbei, und Alles war von Kälte, Hunger und jeglichem Mangel abgezehrt. Wer noch Muth in den Adern fühlte, umgab die Adler, die — Ihr wißt wohl — Frankreich selbst, Euch Andern Alle, kurz, des Vaterlandes fleckenlosen und ungebeugten Ruhm vorstellen. Warm konnte man aber nur in des Kaisers Nähe werden, denn wo Gefahr für ihn sich zeigte, liefen wir, troz Hunger und Frost, zu Hauf, während wir uns die Zeit nicht ließen, sterbenden Freunden noch die Hand zu reichen. Auch soll der arme Soldatenvater seine heißen Thränen über den Verlust so vieler Kinder Nachts vergossen haben. Er selber kam jedoch mit Wenigen davon. Die Bundestruppen entzogen uns zuerst die Lebensmittel, dann fielen sie treulos, wie der rothe Mann geweissagt, von uns ab, und endlich zettelten die leichtgläubigen Pariser, da man den Kaiser todt gesagt, eine Verschwörung zum Umsturz der Regierung an. Als er dies hört, ist's aus mit der Geduld: er stürmt davon und ruft uns nach: „Haltet aus, Kinder! ich komme wieder.“

— Ja, er hatte gut sprechen! Es ging nicht ohne ihn: die Generäle verlieren den Kopf, die Marschälle entzweien sich und machen dumme

Streiche, was auch nicht anders seyn konnte, da sie der gute Kaiser mit Gold und Schäzen überhäufte und sie, im eigenen Fette stickend, die Kriegsbeschwerden nicht mehr tragen mochten. Von daher datirt sich unser Unglück. Doch Napoleon erscheint an der Spize frischer, auserlesener Truppen, die bald uns Alten an Tapferkeit nichts nachgaben. Dies that auch Noth, denn alle Welt erhob sich gegen uns, und wagte es, bei Dresden, Lützen, Bautzen, mit uns aufzunehmen.

— Merkts Euch, Freunde! in diesen Schlachten hatte des Franzosen angeborner Heldenmuth die schwerste Probe zu bestehen. Wir feierten zwar überall Triumphe, erfuhren jedoch überall Verrath, zumal von Seiten Englands, das Fürsten und Völker dazu verführte. Wir mußten deshalb überall uns durchschlagen, und wo der Kleine war, gelang's. So sahen wir endlich unser liebes Frankreich wieder und durften, wie alt und krumm uns auch die lange Leidenszeit gemacht, doch in der Heimatluft auf neue Stärkung hoffen. Es galt jedoch fürerst, das schöne Vaterland vor ganz Europa zu beschüzen, da dieses unsern Krieg mit Rußland hier zu entscheiden drohte und, des Kaisers eigener Schwiegervater an der Spize, dem eine Schaar wortbrüchiger Fürsten folgte, die sämmtlich ihre Throne Napoleon verdankten, unsere Grenzen feindlich überschritt. Ein neuer fürchterlicher Kampf beginnt und allenthalben wo sich des Kaisers Löwenkraft entwickelt, weicht der Feind: denn zur Vertheidigung Frankreichs thut er der Wunder größere, als zur Eroberung Europa's und Aegyptens er jemals gethan; auch ist er fest entschlossen, das lezte blutige Zusammentreffen mit dem Feinde, gleichsam die Mutterschlacht, unter den Mauern von Paris zu liefern. Doch die Pariser zitterten für ihr Leben und ihren Flitterstaat und öffnen ihre Thore. Trug und Verrath herrscht überall; selbst die Kaiserin wird hintergangen und die weiße Fahne zum Fenster ausgehängt; die Generale, selbst Napoleon's beste Freunde, verlassen ihn zu Gunsten der Bourbons, die ihnen doch kaum dem Namen nach bekannt sind. Da sagt er uns in Fontainebleau Lebwohl! Ich höre es noch dies Abschiedswort und werde es ewig hören. Wir weinten wie die Kinder; Adler und Fahnen waren wie bei einem Begräbnisse gesenkt; es war ja auch des Kaiserreichs Begräbnis und die Paradepuppen waren Gerippe von Soldaten! Er rief uns von der Schloßtreppe entgegen:

— „Soldaten! Verrätherei hat uns besiegt. Lebt wohl bis aufs Wiedersehen im Himmel, der ewigen Heimat aller Braven! Ich empfehle Euch meinen Sohn, Napoleon den Zweiten!"

— Er wollte sterben und zwar durch Gift, um der Schmach der Besiegung und Gefangenschaft zu entgehen, nimmt also ein starke Dosis, indem er sich von Gott verlassen glaubt. Allein das Gift blieb ohne Wirkung. Da wird er seines unsterblichen Wesens und seiner unvergänglichen Kaiserwürde inne und zieht auf eine stille Insel sich zurück, um den Gang der Welt im Verborgenen zu betrachten. Doch plötzlich besteigt er dort denselben Nachen, der ihn einst von Aegypten nach Frankreich überbracht, durchsegelt, Angesichts der brittischen Kriegsschiffe, das Mittelmeer, landet an Frankreichs Küste, wird sogleich erkannt und von Einem Glockenthurm zum Andern erschallt dem Kaiser Lebehoch! Ganz Frankreich, jauchzend über dieses neue Wunder, weint Freudenthränen bei dem Wiedersehen des grauen Oberrocks. „Da bin ich!" ruft der Kleine, als er, um Frankreichs und Nawarra's Throne zu erobern, am ersten März mit nur zweihundert Mann gelandet war; und schon am 20sten desselben Monats zügelt er von den Tuilerieen aus das weite Kaiserreich.

— Sagt, ist wohl ein größeres Wunder je geschehen? hat wohl ein Mensch durch sein bloßes Erscheinen je ein Kaiserreich gewonnen? — Genug; das gebeugte Frankreich erhebt sich wieder und sammelt unter des Kaiseradlers Schwingen seine Banner. Doch — bei Waterloo empfängt die alte Garde ihren Todesstoß. Der Kaiser wirft — wir sahen es Alle — verzweiflungsvoll die Brust dreimal dem feindlichen Geschüz entgegen, doch dreimal auch verschont sie der unbarmherzige Tod! Spät Abends, nach verlorner Schlacht, versammelt er uns Alten um sich her und giebt die sieggewohnten Fahnen, die stolzen Adler, die ihr Vorwärts durch ganz Europa riefen, auf blutgetränkter Erde den Flammen lieber als den Feinden preis. Der rothe Mann geht zu den Bourbons über, Frankreich wird überschwemmt und unterdrückt, der Soldat gilt nichts mehr, wird seines Lohns beraubt, verdrängt, verlassen, von Unwürdigen ersezt, Napoleon selbst verrathen und von den Engländern an eine ferne, öde Felseninsel angeschmiedet, aus der ihn nur der rothe Mann erlöst. Sie sagen, er sey todt; doch wer dies sagt, kennt ihn entweder nicht oder will die Welt absichtlich täuschen. Die Wahrheit ist, daß seine Freunde ihn in der Wüste allein zurückgelassen haben, damit das Wort erfüllt werde, Napoleon's Name deute auf den Löwen der Wüste hin. Dies ist so wahr wie das Evangelium; alles Andere leere Fabel: denn wie hätte unser Herr Gott einem gewöhnlichen Menschenkinde wohl gestatten mögen, seinen Namen blutigroth, wie es Napoleon gethan, für ewige Zeiten in den Erdkreis einzugraben? Hoch lebe drum Napoleon, des Vaterlands und der Soldaten Vater!

— Auch Ebel, der tapfere General, soll leben! rief der Pontonnier.

— Wie ging es denn zu, daß Ihr aus jenem mörderischen Graben an der Moskwa lebendig noch davon gekommen seyd? fragte eine Bäuerin.

— Begreife ich's doch selber nicht. Unser ganzes Linienregiment rückte zum Sturme vor und hundert arme Teufel blieben übrig. Die Linie, Freunde, ist die Seele der Armee.

— Zum Teufel! rief Genestas heftig aus, indem er sich, zum Schrecken Aller, sammt dem Heu von seiner Höhe herabließ; haltet Ihr die Reiterei für nichts, Alter? habt Ihr die rothen Langiers von Poniatowsky, die Cürassiere, die Dragoner und die übrigen Eisenfresser ganz vergessen, die, als Napoleon, der Zögerung des Sieges überdrüssig, Mürat befahl, des Feindes Linie zu zersprengen, rasch und rascher sich in Trab sezen und die russische Linie wie einen Apfel mitten durchschnitten? Glaubt nur, Alter, der Sturm von einigen tausenden Pferden wirkt wie Kartetschenfeuer.

— Und die Pontonniere? schrie der Taube.

— Vor Allem, meine Freunde, hub Genestas wieder an, obgleich er über sein plözliches Eintreten in die vor Schreck und Staunen stumm gewordene Gesellschaft in nicht geringe Verlegenheit gerathen war, laßt uns keinen Streit anfangen, sondern lieber auf Frankreichs und des Kaisers Wohl ein Gläschen trinken!

— Der Kaiser soll leben! riefen Alle einstimmig.

— Pst! Kinder! fuhr Genestas fort und sezte wehmüthig hinzu: Er ist ja todt und seine lezten Worte waren: „Heil und Kriegsglück meinem Frankreich! — Er mußte freilich sterben, allein sein Andenken stirbt nie!

Goguelat schüttelte ungläubig das Haupt und flüsterte seinen Nachbaren ins Ohr:

— Der Offizier ist noch im Dienst und hat, wie Alle die im Dienst sind, sein Wort drauf geben müssen, dem Volke zu sagen, der Kaiser sey gestorben. Wir wollen's ihm nicht verargen: Soldatenwort geht über Alles.

Beim Hinausgehen aus der Scheune hörte Genestas die Gräberin sagen:

— Der fremde Offizier ist Freund des Kaisers und des Herrn Benassis.

Darauf stürzten Alle vor die Thür, um den Rittmeister zu sehen, der langsam, am Arm des Doctors, fortging.

— Es war dumm von mir, mich einzumischen, sagte er; doch wer kann's lassen, wenn man von den Adlern und den Kriegs- und Siegeszügen hört!

— Nun, wie gefällt Ihnen denn mein Goguelat? fragte ihn Benassis.

— I nun, ich meine, giebt's dergleichen Kriegs- und Schlachtenmaler viele, so wird Frankreich stets seine vierzehn Heere wie zur Zeit der Republik aufweisen können und braucht den Kampf mit ganz Europa nicht zu scheuen.

Sie erreichten bald des Doctors Haus und sezten sich, ermüdet und gedankenvoll, ein Jeder in eine Ecke des Camins, dessen Feuer im Erlöschen war.

XIX.

Das Ziel.

Den Blick voll Muth,
Die Brust voll Glut,
Wollt' ich das Ziel erstreben
Das ich im Traum —
Wie Silberschaum —
Sah vor der Seele schweben.

Und ohne Ruh
Dem Ziele zu
Zog ich am Wanderstabe;
Und hab's erreicht,
Der Schimmer bleicht.
Ich steh' an meinem Grabe.

Ungeachtet aller Beweise von Vertrauen und Freundschaft, welche Benassis bereits seinem Gaste Genestas gegeben, trug dieser, aus Furcht vor Unbescheidenheit, doch noch immer Bedenken, eine lezte Frage an ihn zu richten. Er suchte ihn durch Blicke auszuforschen; endlich aber faßte er sich ein Herz, als ihm Benassis freundlich lächelnd auf halbem Wege entgegenzukommen schien.

— Mein lieber Doctor, hub er an, Ihr Leben ist von dem gewöhnlichen Menschenleben so verschieden, daß meine Fragen nach Aufschlüssen darüber und über Ihre hiesige Zurückgezogenheit Sie sicherlich nicht wundern werden; und meine Neugier mag immerhin unschicklich seyn, natürlich ist sie jedenfalls. Es ist damit, wie mit so manchem Cameraden, den wir vom ersten Tage an zu Duzen uns gedrungen fühlen. So waren Sie mein Freund, noch ehe Sie eingewilligt hatten, noch ehe ich wußte, wie es zugegangen war.

— Herr Rittmeister Blüteau.....

Genestas verbarg seit längerer Zeit schon nur mit Mühe den widrigen Eindruck, den das Nennen dieses angenommenen Namens auf ihn machte; und da Benassis dies eben aufs deutlichste bemerkte, so heftete er einen scharfen Forscherblick auf seinen Gast. Er war indeß unfähig, das Räthsel sich zu lösen und schrieb deshalb den Ausdruck in Genesta's Miene irgend einem körperlichen Schmerze zu, indem er äußerte:

— Ich spreche nicht gern von mir, Herr Rittmeister, that es gestern und heute schon zu viel, wenngleich in Hauptbezug auf die Gemeinde, die mit mir aufs engste verwebt ist. Doch mein Leben zu erzählen, hieße nur von mir selber reden, und dessen ist's nicht werth.

— Mag Ihr Leben einförmiger noch als das der Gräberin dahin geflossen seyn, fiel ihm Genestas in die Rede, so möchte ich doch den Schicksalswechsel kennen, der einen Mann, wie Sie sind, in diesen Winkel bannen konnte.

— Seit zwölf Jahren schon habe ich davon

geschwiegen; doch jezt, am Rande des Grabes, will ich frei gegen Sie bekennen, daß mir dies Schweigen schwer geworden ist. Und eben so lange entbehre ich den Trost, den schmerzerfüllte Herzen in der Freundschaft finden. Zwar geben meine armen Kranken, meine Bauern, mir das beste Beispiel der Ergebung und sind sich auch bewußt, daß ich sie nicht verkenne; allein wo wäre unter ihnen einer, der meine Thränen trocknen, den ich als Freund ans Herz, dem ich, als innigem Vertrauten, die treue Rechte drücken und jenen süßen Lohn der Freundschaft danken könnte, dessen Niemand, selbst Gondrin nicht, entbehrt?

Genesias reichte ihm, rasch und bewegt, die Hand.

Benassis fuhr mit gerührter Stimme fort:

— Die Gräberin vielleicht, mit ihrem engelreinen Sinne, würde mich verstanden haben; doch würde Liebe, zu unserm beiderseitigen Unglück, daraus gefolgt seyn. Nein wahrlich, lieber Rittmeister, mein Bekenntnis paßt nur für das Ohr eines alten nachsichtsvollen Kriegsmannes, wie Sie sind, oder eines schwärmerischen Jünglings; dem lebensreifen und erfahrnen Manne ist es verständlich und begreiflich, dem Kinde ein völlig dunkles Räthsel. Wie in der Vorzeit ein auf dem Schlachtfelde sterbender Soldat, ohne Geistlichen, vor seinem Kreuzesschwerte beichtete und dieses zum treuen Dolmetsch zwischen sich und Gott erkohr, so werden auch Sie, ein reiner, fester Stahl, eine von Napoleon's alten Klingen, mich verstehen. Doch müssen Sie, um dran Geschmack zu finden, zu manchem zarten Mitgefühle sich verstehen und mancher Einfalt Glauben schenken, die unsern selbstsüchtigen und aufgeblasenen Philosophen lächerlich erscheint. Ich werde Alles sagen und mit meinen Vorzügen so wenig prahlen wie meine Fehler zu beschönigen suchen, weil, von der Welt entfernt und um der Menschen Urtheil unbekümmert, ich auf Gott meine ganze Hoffnung seze.

Benassis, sich erhebend, hielt eine Weile inne und fuhr dann fort:

— Doch ehe ich meine Schilderung beginne, will ich den Thee bestellen, damit uns Margret später nicht mehr störe.

XX.

Des Doctors Selbstbekenntniß.

Multa tulit fecitque puer, sudavit et alsit.
Horat. de art. poët. v 413.

In einem Städtchen Languedoc's geboren, wo sich mein Vater angesiedelt hatte, verlebte ich dort auch meine Kindheit und bezog im achten Jahre die Schule zu Sorreze, im achtzehnten die Universität Paris.

— Mein Vater hatte in seiner Jugend verschwenderisch gelebt, durch eine reiche Heirath aber und ein eingezogenes Leben, wie es in der Provinz geführt zu werden pflegt, wo mit der Einnahme statt mit der Ausgabe geprahlt wird und großartiger Ehrgeiz sich in kleinlichen Geiz verwandelt, seine zerrüttete Vermögenslage wieder hergestellt. Er wollte deshalb, nachdem er reich geworden war, die für den hingeschwundenen Schein spät eingetauschte Wirklichkeit mir, seinem einzigen Sohne, hinterlassen. Der gutgemeinte, lezte Wahn der Väter, die vergebens sich bemühen, ihr Geld und ihre Tugenden an Kinder zu vermachen, die, voll frischer Kraft und Lust, aus dem Rohr des Lebens dampfend saugen!

— Ich ward das Opfer dieses Wahns. Meines Vaters Reichthum blieb mir ein Geheimnis und in den schönsten Jugendjahren ward ich, angeblich zu meinem Besten, zu allen den Entbehrungen verurtheilt, die jedem Jünglinge, der Unabhängigkeit erstrebt, die härtesten seyn müssen. Mein Vater wollte die erhabenen Tugenden der Armuth, Geduld, Wissensdurst und Arbeitsliebe, in mir ausbilden und hoffte, daß, wenn auf diesem Wege ich den ganzen Werth des Reichthums kennen lernte, ich auch mein Erbtheil zusammenzuhalten wissen werde. Er zwang mich deshalb früh einen Stand zu wählen und billigte meinen Wunsch, der Arzneikunst mich zu weihen.

— Nach zehnjährigem Schulzwange in dem einförmigen Sorreze ward ich ohne Weiteres nach Paris versezt, wo mein Vater persönlich einem seiner Freunde mich empfahl. Die beiden Alten trafen heimlich die kleinlichsten Maasregeln gegen jedes etwanige Aufbrausen meiner unschuldsvollen Jugend. Mein Wechsel ward deshalb nach strenger Lebensnothdurft mir berechnet und jede Rate nur gegen des Empfängers Quittung ausgezahlt. Was in diesem Mistrauen Beleidigendes für mich lag, sollte der Vorwand der Ordnung und Abrechnung beschönigen. Uebrigens erwies mein Vater sich sowohl für alle eigentlichen Studienkosten als auch für erlaubte Vergnügungen freigebig. Sein alter

Freund dagegen, der sich glücklich schätzte, einen jungen unerfahrnen Menschen in dem Labyrinth, das ich betrat, zurecht zu weisen, gehörte zu den Leuten, die ihre Gefühle so pedantisch wie ihre Rechnungsbücher eintheilen und die Ausgabe eines jeden Tages sorgfältig zu Papier bringen, damit, was dort verzeichnet steht, für alle künftigen Fälle gelte. Sein ganzes Leben war recht eigentlich ein Rechnungsexempel, und mochte er übrigens seine Verdienste immer haben, so war er doch ein kalter, mistrauischer Schlaukopf, der jeden Schritt und jede Masregel, hinsichtlich meiner, mit gänz besonderen Gründen zu bemänteln wußte. Er kaufte meine Bücher, bezahlte meinen Unterricht, lief auf alle Reitbahnen, um die beste für mich auszusuchen und miethete zur besondern Festtagsergözlichkeit, sogar ein Pferd für mich. Der gute Alte meinte dadurch mich an einem Gängelbande fest zu halten, das doch, sobald mein eigenes Interesse mit ins Spiel kam, nur allzuleich zerriß. Er sagte, als er dies zum ersten Mal von mir befürchten mochte: „Junger Freund, die Jugend schlägt oft über die Stränge und stürzt sich in Geldverlegenheit. In solchem Falle komm' Du nur zu mir, wo Dir aus schuldigem Danke gegen Deinen Vater meine Hülfe gern zu Dienst steht; nur hintergehe mich nicht, sondern sprich frei heraus! Auch ich bin jung gewesen und werde Dich verstehen.“ —

— Die erste Wohlthat meines Vaters, mich im Hause eines ehrenwerthen Bürgers einzumiethen und für mich allein dort wohnen zu lassen, machte mir indeß nnr wenig Freude. Es scheint, man müsse die Freiheit schon genossen haben, um ihren ganzen Werth zu fühlen. Die Last des einförmigen Schulzwanges, der meinen Geist in Fesseln schlug, hatte die Erinnerungen aus meiner Kindheit schier erdrückt; auch legten die Empfehlungsbriefe meines Vaters mir manche harte Pflichterfüllung auf; kurz, ganz Paris erschien mir wie ein Räthsel; und — in einem solchen Orte sich zu gefallen und zurecht zu finden, gelingt nur dem, der dessen Freuden kennt. Meine Lage kam mir demnach fast unverändert vor, nur daß die Pariser Hörsäle weit größer als die Sorrezer waren.

— Anfangs war ich fleißig und ließ durch nichts von den Studien meiner Wissenschaft, die ihre Zauberschäze täglich mehr vor mir enthüllte, mich zerstreuen. Gar bald indessen rissen unbesonnene Verbindungen, deren Gefahren das allgemeine Gift der Jugend, falsche, schwärmerische Freundschaft barg, mich unvermerkt in ihren Strudel mit sich fort und ward besonders in den Schauspielhäusern, deren Helden ich anstaunte, zu meinem Verderben der erste Keim gelegt. Ich besuchte das Schauspiel jeden Abend, und gewöhnte mich an Müßiggang, fand nothdürftig mich mit meinen Pflichten ab, verschob die dringendsten Geschäfte und that zulezt nichts mehr als was zur Doctorpromotion durchaus nothwendig war. Erwachte dann und wann ein besseres Gefühl und regte ein edler Wille sich in mir, so überwältigte der Hang zum Schlechten alle Kraft und schläferte das böse Beispiel jede bessere Regung wieder ein. Es war mir weniger mit dem Widerstande als der Leidenschaft ein Ernst. Im Herzen selbst bewahrte ich jedoch ein Gefühl für sittliche Veredlung, das auch in meinen größten Verirrungen mich aufrecht hielt und einst bestimmt war, den reifen Mann zu Gott zurückzuführen. Ja, wahrlich, wer aus dem irdischen Freudenbecher sich gesättigt, den gelüstet's früh oder spät nach Himmelsfrucht!

— Wonne und Verzweiflung, wie sie tausendfach des Jünglings Herz erfüllen, trieben mit dem meinigen ihr wechselvolles Spiel. Bald hielt ich augenblickliches Aufbrausen für beharrliche Willenskraft und misbrauchte diese weit über ihr Maas hinaus; bald sank ich muthlos, beim leisesten Anstoß, weit tiefer als ich brauchte; bald entwarf ich große Pläne, träumte von Ehrbegier und Ruhm, und ergab mich ernsten Studien; bald aber machte eine Lustfahrt alle edlen Entschließungen zu Schande. Dem inneren Gährstoff fehlte es an Kraft sich zu gestalten, und nur zu träger Ueppigkeit und eitler Thorheit führte dessen Uebermaas. Ich lebte ohne

Zweck, handelte ohne Plan, wollte ernten, ohne zu säen, nahm Alles leicht, weil ich keine Schwierigkeiten kannte. Den Lohn des Wissens und des Reichthums Folgen gab ich für glücklichen Zufall aus, hielt Genie für Prahlerei, mich selbst schon für gelehrt und weise, weil ich es werden konnte, und alles wahrhaft Rühmliche und Große, das Werk beharrlicher Geduld und unablässiger Anstrengung, schäzte ich geringe.

— Meine Vergnügungsjagd war schnell erschöpft, die Theaterlust verflogen, die buntbelebte Hauptstadt für mich armen Studenten, dessen ganzen Umgang ein abgelebter Greis und dessen langweilige Familie bildeten, zur Einöde geworden. So schlenderte ich, unschlüssig und überdrüssig, gedanken- und geschäftslos, Tagelang durch Straßen, Gärten und Museen und trieb das Leben eines Taugenichts, das lästiger in jenem Alter als in jedem anderen ist, weil es, voll Saft und Kraft, jeder nüzlichen Verwendung, jedes heilsamen Erfolges, ja, jeglichen Berufs entbehrt. Was männliche Willenskraft, richtig gehandhabt, vermag, wußte ich so wenig als ich die unendlich ausdehnbare Thatkraft kannte, die jedem jungen Manne zu Gebote steht, der sich der Jugend eigentlichste Apanage, unerschrockenes Selbstvertrauen, bewahrt. Als Kinder sind wir hingebend, offen, arglos, und mit den Gefahren des Lebens unbekannt; im Jünglingsalter aber sehen wir deren oft nach Größe und Gewicht und verlieren darüber nicht selten allen Muth. Fremd tritt der junge Mann in's Leben ein, stößt sich an Kleinigkeiten, verfehlt das richtige Ziel und irrt hülflos umher. Denn mehr oder weniger macht ihn jeder unbekannte Anblick stuzig, und wo das Kind, arglos, nur Zauberbilder sah, verkehrt des Mannes Mistrauen diese in Gespenster. Er schwankt und weiß nicht, ob er den holden Rückerinnerungen aus der Kindheit trauen und folgen, oder sich auf die unholden Klugheitsregeln der Alltagswelt beschränken, ob er geben oder nehmen, abwehren oder sich einlassen, lieben oder fürchten soll? Sein unverdorbener Sinn, seine Herzensgüte und Bescheidenheit, sein Edelmuth, seine Uneigennützigkeit und offene Wahrheitsliebe treten ihm störend in den Weg. Er zaudert, verzagt gewissenhaft, und versäumt darüber, am Scheidewege stehend, den richtigen einzuschlagen. Dies Schicksal der Gefühlsmenschen war auch das meinige: ich ward der Spielball widerstreitender Gefühle, ein schwankendes Rohr zwischen ernster Leidenschaft und tändelnder Empfindsamkeit. — Für Beides bringt Paris dem weichen Jünglingsherzen tausendfältige Gefahr; es wird ein ewiger Kampf der Ehrsucht und Begierde, des Hasses und des Neides, dort geführt; Parthey muß jeder nehmen, muß siegen oder fallen. Und o wie bald ist's um die Zartheit des Gewissens dort geschehen, wo tägliche Beispiele die Tugend höhnen und das Laster krönen! wie unvermerkt stürzen diese auch das reinste Herz in teuflisches Verderben! Sie wirkten auch auf meine Denk- und Handlungsweise wie die Pest, ein unheilbares Uebel für mein ganzes Leben!

— Als ich studirte, galt die Soldateska über Alles; und wer sein Glück in der Liebe schöner Frauen machen wollte, mußte wenigstens Regimentschef seyn. Ein armer Student wie ich kam nirgends in Betracht. Verzehrt indeß von meiner Leidenschaften Feuer, das ich nicht dämpfen konnte, aufs Aeußerste an Geldmitteln beschränkt, des freudenleeren Schneckenganges der Studien und gelehrten Würden überdrüssig, im Kampfe mit geheimer Schaam und böser Lust, der nahen, niedrigen Versuchung unbemerkt zugänglich und gutem Umgange durch äußere Hindernisse fern, verlebte ich, im wüsten Meere der Leidenschaften, im Schlamm des Müssigganges, in muthloser Verzweiflung, die unglücklichsten Tage meines Lebens, eine Crisis, die endlich auf die alltäglichste Art vorüber ging.

— Ein häusliches Glück zu stören, war mir von jeher ein empörender Gedanke. Ich war dazu auch von Natur zu offen, zur nöthigen Heuchelei nicht fähig, und überdies im Fluge nur erhaschter, verstohlener Genuß nicht mein Geschmack; ich muß das Glück in langen Zügen schlürfen. Dann aber fehlte es mir, nach vielen erfolglosen Versuchen, an Muth und Kraft, aus meiner dunklen Beschränktheit in die Sphäre der großen Welt zu dringen, wo ich ein weibliches Wesen hätte finden können, das mir die Klippen der verschiedenen Lebensbahnen nachgewiesen und guten Rath ertheilt, mich äusserlich gebildet und einer bessern Zukunft zugeführt. Wohl aber wäre ich in der Verzweiflung zu jedem, auch dem gefährlichsten Abenteuer bereit gewesen. Allein mir fehlte Alles, selbst die Gefahr; ich war von Gott und der Welt verlassen, vom Blendwerk der Leidenschaft umstrickt. — Es kam jedoch noch schlimmer.

— Ich lernte ein junges Mädchen kennen, das mit liebendem Vertrauen sich an mich schloß und heimlich die Meinige ward. Eines rechtlichen Bürgers Kind, schön, aber arm, sah sie in mir ihr Alles, in meiner beschränkten Lage ohne Zweifel auch die beste Bürgschaft. Mich aber machte ihr Besiz zum glücklichsten der Sterblichen: meines Herzens Stürme schwiegen, meine Sehnsucht, meine Wünsche, meine Pläne, kurz Alles beschwichtigte mein Glück, das Glück des Augenblicks, wie es der mit der Welt und ihren Sitten, Vorurtheilen und Gesezen unbekannte Jüngling voll und kindlichrein genießt. Meine erste Liebe war es! und ist nicht diese eine zweite Kindheit mitten in den Tagen ernster Anstrengung und Sorge? — Wohl Mancher faßt mit raschem Blicke das Leben für das auf, was es ist und macht den Wahn der Menge und die geltenden Geseze sich zu Nuz. Dies sind die kalten zwar, doch, menschlichen Dafürhaltens, die weisen Glieder, die Häupter der Gesellschaft; Andere sind dagegen Hiz- und Brauseköpfe, gutmüthige Schwärmer und Phantasten, die, in der Ideenwelt zu Hause, die wirkliche nicht kennen und überall anstoßen. Zu diesen gehörte denn auch ich.

— Es war indessen keineswegs wahre Liebe, was ich fühlte, und weniger des Herzens Sache als der Sinne; drum mußte auch so mancher Vorwand zur Beschönigung meines Unrechts, zum Opfer aber das arme Mädchen dienen, das Mädchen dessen engelreines Herz sich arglos mir erschloß und dessen geistige Hoheit mich für Ruhm und Ehre, für Recht und Selbstvertrauen entflammte Sie lebte nur für mich, fügte geduldig sich in meine Launen, theilte willig mein Misgeschick, und wandelte durch weise Sparsamkeit unsere Armuth in Reichthum. O meines Lebens schönste Zeit! Ich liebte wieder meine Arbeit, hatte einen Zweck, schöpfte neuen Muth, theilte, was ich sann und that, einem edlen, liebenswürdigen Wesen mit. Doch — Ein Tag glich dem anderen! Das ewige Einerlei des Glücks, die irdische Seligkeit im Hafen nach überstandenem Sturm, die süße, sorgenfreie Ruhe, die Traulichkeit, das heimliche, vollkommene Verständnis, dies Alles ward dem Brausekopf, dem von der Welt Verkannten, dem ungeduldigen

Schwärmer eine Last. Meine früheren Träume quälten mich von neuem; ich trachtete mit Ungestüm nach Geld und stieß darüber einst in lautem Selbstgespräche die tollsten Worte in einem Augenblicke aus, wo mir die sanfte Stimme der Geliebten flüsterte und meine finsteren Träume von Geld und üppigem Leben störte. Ich that der Aermsten weh, die meinem Glücke sich gewidmet: denn immer blutete ihr Herz, wenn die Erfüllung meines Wunsches ihr mislang. Ach, lieber Rittmeister! schön und entzückend ist die aufopfernde Liebe eines Weibes!

Genestas ehrte um so mehr durch Schweigen den geheimen Kummer, der in des Doctors Ausruf lag, als dieser selbst in tiefes Nachdenken versank.

XXI.

Fortsezung.

Ueber die Berge mit Ungestüm
Vor der Liebe ein Jüngling lief,
Meinte, sie wäre hinter ihm —
Aber sie saß im Herzen tief.

Was das Band der Ehe in den meisten Fällen zu befestigen pflegt, wirkte zerstörend auf das meinige und mein Glück. Mein Vater starb mit Hinterlassung eines bedeutenden Vermögens. Dies führte mich auf längere Zeit nach Languedoc. Ich reiste allein und fühlte mich nun plözlich wieder frei.

Man hält ja in der Jugend jede, selbst die Liebespflicht, für Zwang und sieht die Nothwendigkeit des Zwanges, besonders des Geschäftszwanges, erst im lebenssatten Alter ein. So tummelte ich mit allem Feuer meiner südlichen Natur mich in dem unbegrenzten Felde meiner Unabhängigkeit umher, löste allmälig und streifte Alles, was die Freiheit hemmte, ab, verscheuchte den Gedanken an die mögliche, ja, schauderte bei der Erinnerung der wirklichen Beschränkung, und suchte endlich gar meine desfalsigen Verpflichtungen mir auszureden. Nur wann ich ihre Briefe voll inniger Liebeswote las, erfüllten mich urplözlich andere Gedanken und Gefühle; doch, zwei und zwanzig Jahre alt, hielt ich auch diese bald für nichts als weibliche Verliebtheit und verkannte den großen Unterschied zwischen Herz und Leidenschaft. Es war zu spät, als ich die tiefe Wahrheit, das arglose Vertrauen, die reine Hoheit und demüthige Uneigennüzigkeit, die aus jenen Briefen sprach, erkannte: die Schlingen des Ehrgeizes, vermittelst Reichthums hoch zu steigen und eine vornehme Verbindung einzugehen, hielten mich bereits umstrickt. „Sie liebt mich!" war denn Alles, was ich, den Brief bei Seite legend, mit der empfindungslosen Kälte eines eitlen Thoren, zu mir sprach.

Bald aber sann ich auf ein Mittel, meine Fesseln los zu werden, und, weil es mir nicht gelang und ich mich meiner schämte, verhärtete ich mein Herz zur Grausamkeit: denn wer sich scheut, vor seinem Opfer zu erröthen, zertritt es lieber ganz, nachdem er es geknickt. Dergleichen Abgründe des Menschenherzens fand ich bei späterem Ueberdenken jener Tage des Wahns und der Verirrung und überzeugte mich, aus eigener Erfahrung, daß unsere Tugenden und Fehler durch offene Selbstanschauung am gründlichsten erkannt werden. Unser Gewissen ist der Ausgangspunkt; der Endpunkt sind die Menschen, nicht umgekehrt.

Nach Paris zurückgekommen, bezog ich, ohne

von dem Wohnungswechsel und meiner Rückkehr überhaupt Diejenige zu benachrichtigen, welche es zunächst anging, ein schon zuvor gemiethetes Hotel und nahm mir vor, eine Rolle bei den Modenherren zu spielen. Ich schwelgte mehrere Tage hindurch im Vollgenuß des Reichthums und der Ueppigkeit und erst, nachdem der Reiz der Neuheit mich gelabt, nicht aber übersättigt hatte, besuchte ich mein armes, der Verstoßung preisgegebenes Weib. Was heimlich in mir vorging, blieb ihr, vermöge der den Frauen angebornen Vorempfindung, nicht verborgen, doch war sie stark genug, keine Thräne mir zu zeigen. Sie mußte mich verachten, war aber viel zu gut, um mich dies fühlen zu lassen. Mir war jedoch diese Nachsicht eine Folter: denn gleich den Banditen auf der Heerstraße sehen auch die Unschuldsmörder gern, daß ihre Opfer sich zur Wehr sezen, damit der Kampf den Mord rechtfertigen möge. — Anfangs wiederholte ich oft meine vertraulichen Besuche und zwang mich, ohne Zärtlichkeit, zur Liebenswürdigkeit; dann ging ich allmälig zu feinen Höflichkeiten über; bis endlich eines Tages, durch eine Art schweigsamer Einigkeit, unsere gegenseitige Entfremdung offenbar ward. Jezt glaubte ich das Meinige gethan zu haben und um die lezten Spuren von Gewissensbissen zu vertilgen, zerstreute ich mich in der großen Welt: denn wer sich selbst nich't achtet, liebt nicht die Einsamkeit. —

Mein Leben war jezt das der reichen jungen Wüstlinge der Hauptstadt und, wegen meiner wissenschaftlichen Ausbildung, voll Dünkel, zumal wenn listige Schmeichler aus Eigennuz ihn nährten: denn zu den schlauesten Ränken gehört die Schmeichelei; sie erstickt im Keime das Talent, indem sie ihre gleisnerischen Kronen ihm in die Wiege legt. Das meinige war indeß zu mittelmäßig, um großer Erfolge lange sich zu freuen; ich fiel gar oft aus meiner Rolle. Denn während ich, meinem inneren Gefühle nach, der sprödeste Schäfer war, versuchte ich aus Eitelkeit als Matador der Lüstlinge zu gelten, und eben so, während heimlich alles Unrecht, was ich täglich that, mir am Gewissen nagte, zwang ich mich dennoch öffentlich, die Sittlichkeit und Tugend durch Wort und That zu höhnen. Fiel aber dies schlecht aus, so erröthete ich im Aeußeren vor Scham, wenn mich gleich mein innerer Richter pries. Bekanntlich aber preist die Welt nur äußeres Geschick und urtheilt lediglich nach dem Erfolg; woher es kam, daß mir die Welt bald Fehler und bald Vorzüge, hier Talent, dort Ungeschick zuschrieb, das Alles ich nicht hatte. Ich war zu stolz, die Verleumder Lügen zu strafen, zu eitel und zu eigenliebend, den Lobspruch zu verschmähen. So lebte ich denn dem Scheine nach in Glück und Freuden, doch in der Wirklichkeit war niemand elender als ich. Das Uebermaas der sogenannten Freuden sog mich aus, und wäre nicht mein inneres Unglücksgefühl mir treu geblieben, ich wäre Schritt vor Schritt um Herz und Seele und um mein leztes gutes Haar gekommen. Auch mein Vermögen schmolz dahin. Wie groß es immer war, so fand sich in Paris doch immer noch ein größeres; und weil ich dies erreichen, ja überbieten wollte, so ward ich das Opfer dieses Kampfes und mußte schon nach wenigen Jahren von meinen Gütern einige verkaufen, andere verpfänden. Zu gleicher Zeit traf mich ein noch weit härterer Schlag. Ich hatte seit acht Monaten mein armes Weib nicht mehr besucht, es in der That verlassen, wenngleich mich bei der Lebensweise, die ich trieb, das Unglück bald zu ihr zurückgeführt haben würde. Da bekam ich eines Abends in rauschender Gesellschaft nachstehende, von schwacher Hand geschriebene Zeilen:

„Nur wenige Augenblicke habe ich noch „zu leben, lieber Freund. Wäre es mir „vergönnt, Dich noch zu sehen, um von „Dir das Schicksal meines Kindes zu „erfahren, zu hören, ob es das Deinige „seyn wird; vielleicht auch, um den „Schmerz, den Dir mein Tod einst „machen kann, zu mildern!"

— Ich starrte zu Eis beim Lesen dieses Briefes, der die geheimen Schmerzen der Vergangenheit enthüllte, wie er der Zukunft tiefes Dunkel in sich schloß. Ich stürmte zu Fuß und ohne meinen Wagen abzuwarten, das Gewissen auf den Fersen, fast bewußtlos durch Paris, des einzigen Gedankens an die ärmste Verstoßene, des ewigen Gefühls für sie allein noch fähig. —. Die äußere Sauberkeit, worunter die kummervolle Armuth dieses Weibes sich verbarg, war das treue Abbild ihres Lebens, das sie mir schilderte, nachdem ich feierlich gelobt, für unser Kind nach Vaterpflicht zu sorgen. Die Edle starb! Nicht meine Kunst noch meine Pflege vermochten sie zu retten, nur ihre lezten Augenblicke in etwas zu versüßen. Sie hatte unermüdet für ihr Kind gearbeitet und Muth und Kraft, wohl gegen ihr Unglück, nicht aber gegen den bitteren Kummer der Verstoßung, aus ihrer Mutterschaft geschöpft; hatte oft an mich sich wenden wollen, doch immer unter ihrer Würde es gehalten. Um mich weinen, nicht mich verdammen wollte sie bei dem Gedanken, daß von den Strömen Goldes, die täglich für eitle Vergnügungen dahinflossen, kein einziger Tropfen, wenn auch nur als Almosen der Erinnerung und des Mitleids, in ihre ärmliche Wirthschaft floß und das kummervolle Leben einer Mutter und eines verwaisten Kindes fristete. Ihr Unglück für die natürliche Strafe ihres eigenen Vergehens haltend, hatte sie Trost bei Gott und in der Religion gesucht, ihren Groll gegen mich allmälig fahren lassen und bei des Kindes erstem

Rufe „Vater!" mir verziehen. Ihre Gesundheit aber hatte Gram und Sorge untergraben und sie aufs frühe Sterbebett gestreckt, von wo sie jene frommen Worte des Vertrauens und der Vergebung, mich für weniger verdorben haltend als verblendet, an mich schrieb. Sie klagte sich sogar übertriebenen Stolzes an, indem sie äußerte, sie habe durch ihr allzu spätes Schreiben ihr Kind selbst um sein Recht gebracht, und wünschte nur zum Besten dieses, nicht für sich, die schon dem Tode angehörte, die gesezliche Schließung unserer Ehe nachzuholen. Es war jedoch zu spät!

Dort, Freund! am Sterbelager jenes treuen, still ergebenen Weibes, ward ich ein anderer Mensch und gaben meine Thränen, die das Jugendalter mir vergönnte, meine Handlungen und Worte Zeugnis von der Reue meines tiefzerknirschten Herzens. Dort erkannte ich zu spät die Perle, welche ich im Tand der Welt, im faschen Schimmer eitler, eigensüchtiger Modedamen vergebens aufgesucht; der Lügen und Trugbilder überdrüssig, im Besiz des Schazes wahrer Liebe, mußte ich diese, durch mich gemerdete, aus meinen Armen unaufhaltsam und unwiederbringlich scheiden sehen! Ich blieb am Sarge meines Opfers, geläutert zwar im Wermuthsborne der Erfahrung und angelächelt von einem Engelskinde, der Mutter Ebenbilde, das in dem

Vater den Mörder nicht erkannte, doch von ewigem Scherz gefoltert, in der verödeten Welt zurück.

Seit jener Zeit nun lebte ich ausschließlich den Betrachtungen über Staatsverfassung und Verwaltung, über die Pflichten des Menschen und des Bürgers, Natur- und positives Recht, Religion und Sittlichkeit, und hoffte mein Kind dereinst, durch Mittheilung derselben, zum nüzlichen Staatsmanne zu bilden. Ich ließ es deshalb früh im Deutschen, Englischen, Italienischen und Spanischen unterrichten, und leitete es zu häufigen Verstandesübungen und ernsten Selbstbeschäftigungen an. Zugleich gewöhnte ich es zum Schweigen und Ertragen, und litt nicht, daß in seiner Gegenwart etwas Zweideutiges oder gar Unsittliches erzählt ward. Eben so sorgte ich dafür, daß seine Umgebung geeignet war, es sittlich zu veredeln und geistig zu erwecken, ihm Liebe zur Wahrheit und zur Tugend, und Abscheu gegen die Lüge und das Laster einzuflößen, es schlicht und natürlich in Worten, Handlungen und Geberden auszubilden. O welche Freude hatte ich zu sehen, wie leicht es lernte und wie empfänglich es für alles Gute war!

— So weit die Schilderung meiner wichtigsten Lebenscatastrophe. Es folgt jezt die der zwar gewöhnlichen und einfachen, für mich aber dennoch schrecklichsten Epoche, in welche meine Verbannung in den hiesigen Flecken fällt.

— Nach Verlauf einiger, fast ausschließlich der Bildung meines Sohnes geweihter Jahre konnte ich nur mit Schmerz der baldigen Trennung von ihm, und nur mit Schaudern meiner Einsamkeit gedenken. Liebe war meinem Herzen, je öfter es getäuscht worden, um desto unentbehrlicher, und Alles, was ein festes Band und wahre Zuneigung bedingt, damals in mir vereint. Ich hatte Prüfungen bestanden und empfand nicht weniger die Seligkeit der Treue als der freiwilligen Aufopferung. Ich stellte bei allen meinen Handlungen und Gedanken den Gegenstand meiner Liebe oben an; die Liebe war für mein irdisches Daseyn, was für das überirdische der Glaube, ein belebender, erhaltender, läuternder Stoff.

Nach einer solchen Liebe sehnte sich mein Herz auch deshalb, weil ich eines Freundes entbehrte und einsam in der Welt stand. Vielleicht war Lezteres meine Schuld, wenngleich keine schimpfliche: denn Wahrheit säend, erntete ich Täuschung und zog mich deshalb lieber in die Einsamkeit zurück. Schon fing mein Leben zu erkalten und dem Kummer zu erliegen an, als ich das weibliche Wesen fand, das berufen war, der Liebe hohes, echtes, unauslöschliches Gefühl in meinem Herzen zu entzünden.

XXII.

Fortsezung.

Des Lebens dunkle Welle
Wird oft vom Schimmer helle;
Doch stürmisch wallt die Flut:
Es ist nur Blizes Glut.

Ich hatte den alten Freund meines Vaters, meinen früheren Mentor, wieder aufgesucht und sah bei ihm zuerst das junge Mädchen, für welches ich auch immer von Liebe entbrannte. Doch wie der wesentliche Einfluß unserer Ansichten auf Alles, was und wie es uns begegnet, mit jedem Jahre größer für uns wird, so wurden an sich löbliche, aus reinen Religionsansichten entsprungene Vorurtheile die Quelle meines Unglücks. Das erwähnte junge Mädchen gehörte einer überaus religiös gesinnten Familie an, deren katholischer Glaube zu dem Geiste der uneigentlich sogenannten Jansenisten oder derjenigen Secte sich hinneigte, welche seit der Revolution in Frankreich unter dem Namen der kleinen Kirche lebt und, gleich den Jansenisten, durch ein frommes, streng geregeltes Leben sich auszeichnet.

— Der Geist dieser Secte beseelte, wie gesagt, auch die Familie jenes jungen Mädchens und verlieh ihrem inneren und äußeren Charakter hohe Würde. Ihr eigenthümlicher Grundsaz ist, auch die gewöhnlichste irdische That durch Verknüpfung mit dem Himmel gleichsam in diesen zu erheben und allenthalben nach überirdischer Herzensreinheit und Tugend, nach argloser Menschenliebe und muthigem Selbstvertrauen zu ringen. Sie behandelt deshalb das Gefühl für Recht und Unrecht wie ein Ei, hält mit größter Strenge auf Billigkeit, ist wohlthätig bis zur Aufopferung, verabscheut jedes Laster, insbesondere das der Lüge, welches alle anderen in sich schließt.

— Es waren Augenblicke von nie empfundener Wonne, in welchen ich im Hause meines alten Freundes zum ersten Mal das mehrerwähnte junge Mädchen als Bild der Wahrheit, der unschuldsvollen Schüchternheit, des unbedingten Gehorsams, der reinsten Demuth, und dennoch in dem Glanze aller ihrer Secte eigenthümlichen Tugenden bewunderte. In ihrem schlanken Wuchse und ihren leichten Bewegungen lag eine Anmuth ausgebreitet, die keine Strenge in der Haltung schwächen konnte. Der Schnitt ihres Gesichts war regelrecht und edel, jeder Zug fein und ausdrucksvoll, ihr Blick sanft und stolz zugleich, die Stirn frei und heiter. Ihr glänzendes Haar, einfach geflochten, bildete, ihr unbewußt, den schönsten Schmuck; mit einem Worte, Freund, sie war für mich der Inbegriff alles Schönen, das wir immer an dem Wesen, das wir lieben, wie in unsern Träumen sehen. Ihre Antwort gab sie schlicht! unverstellt und ruhig, wie eine Schwester an den Bruder, arglos bei der Wonne, die mir ihre sanfte Stimme und der Ausdruck ihres Wesens war. Dergleichen Engel in weiblicher Gestalt bedienen alle, zur Verständlichung der Herzen, sich derselben Zeichen: einer sanften Stimme, eines freundlich-ausdrucksvollen Blicks und allgemeiner Anmuth, kurz, eines überirdischen Hauches, der uns unbewußt bezaubert.

— Ich liebte leidenschaftlich und fand durch diese Liebe mich in allen meinen wirklichen und erträumten Richtungen befriedigt. Das junge Mädchen war hinreichnnd unterrichtet und gebildet, um den Plaz, den ich in der Welt erstrebte, an meiner Seite würdig auszufüllen. Sie besaß das Talent der Unterhaltung, nicht nach Weiberart, viel Schönes, aber Leeres hinzuplaudern, sondern sich in wenigen Worten mit Geist und Feinheit auszudrücken. Sie war durchdrungen von dem edelsten Gefühle, das eine Braut und Gattin nur beseelen kann, der Würde des weiblichen Geschlechts. — Doch was schwaze ich? Sagt man doch mit Recht, daß, wer seine Flammen malen kann, nicht brennt.

— Ich vertraute mich meinem alten Freunde, der mich zu den Eltern brachte und sein Fürwort für mich einlegte; und ward daselbst, obgleich mein

Empfang nach Art der zurückhaltenden Leute, die es nur mit alten Freunden treu meinen zu können scheinen, nichts war als kalte Höflichkeit, doch später für mein richtiges Benehmen mit größerer Freundschaft behandelt: ich hielt meine Leidenschaft im Zaum, war nicht zudringlich, noch weniger Augendiener oder Schmeichler, sondern zeigte mich wie ich war, wie ein schlichter, derber Mann; und erst, nachdem man mich genauer kannte, trat mein alter Freund, meines Cölibates wie ich überdrüssig, mit meinen Wünschen und Hoffnungen hervor und ward erhört. Mit jener Schlauheit aber, womit die Welt- und Menschenkenner Alles treiben, und in der wohlgemeinten Absicht, mich gut anzubringen, — so nennt die Welt den ernsten Schritt zur Ehe — verschwieg der Alte, was er meine Jugendverirrung nannte, aus Besorgnis ohne Zweifel, das Daseyn meines Sohnes könne einen Bruch zur Folge haben und religiöse Skrupel machen, die aller weltliche Vortheil einer mit mir zu schließenden Verbindung nicht würde heben können. Er hatte völlig Recht.

— Den Punkt des Sohnes, sagte er, magst Du gelegentlich mit Deiner Frau abmachen, von der es Dir nicht schwer seyn wird, Absolution zu erhalten. Auch hatte er noch manchen Vorwand und manchen Scheingrund aus den Lehren der Weltklugheit zur Hand. Ich bekenne indessen ohne

Heuchelei, daß sein mir abgenommenes Verschwiegenheitsversprechen mir schwer geworden ist und ich gern Alles dem Vater offenbaret, hätten nicht die strengen Grundsäze desselben und die daraus abzuleitenden Folgen des Geständnisses mich abgeschreckt. Ich fand mich feig mit dem Gewissen ab, ging auf den Rath des alten ein und schob, kommt Zeit, kommt Rath leichtsinnig denkend, Alles von mir, was das Glück des Augenblicks gefährden konnte.

— So ward ich denn als Verlobter der Tochter eingeführt, doch insgeheim und ohne daß selbst diese, geschweige die Verwandten es erfuhren. Das Sonderungssystem der frommen Leute hat allerdings eine sich auf Alles, auch das scheinbar Gleichgültigste, erstreckende Geheimnisskrämerei und eine stille, ehrbare Einförmigkeit, zugleich aber auch eine vielleicht eben deshalb um so tiefere Empfindungsinnigkeit zur Folge. Ihr Leben dreht sich nur um das, was nüzlich ist: die Weiber spinnen für die Armen, die Männer besprechen ernste, niemals zweideutige oder unanständige Dinge, ihre Scherze sind nie beißend und verlezend, weshalb die Unterhaltung freilich oft nur trocken ist und dem Krittelgeiste unsrer Zeit, die das Schlüpferige vor Allem liebt, nicht zusagt. Nur der Vater und der Oheim lasen die Zeitschriften; meine Braut durfte keinen Blick hineinschlagen, denn „auch die unschuldigste derselben," hieß es, „predigt Laster und Verbrechen."

— Dies Leben, das nun auch das meinige werden söllte, hatte allerdings den Schein abschreckender Einförmigkeit, und das Innere des Hauses meiner Braut, worin jeder Stuhl an seinem unabänderlichen Plaze stehen mußte, fast etwas Eisiges an sich. Demungeachtet aber hatte es, nach Ueberwindung des vielfach Ungewohnten, seine Reize: es bringt Ideen zur Reife, regt Betrachtungen an, öffnet das Herz, sammelt und klärt auf, ähnlich dem Klosterleben, wo auch die Außenwelt verschwindet und unser Geist der Gedanken unbegrenztes Reich durchstreift. Wahrlich, diese Stille, dieses tägliche Einerlei, goß Oel in meine Liebesflamme: denn jeder Laut und Schritt ward, wo er sollte, hörbar, und wo der Strom unsrer innersten Gefühle in sicherem Bette fließt, da zaubert schon ein holdes Lächeln, ein sanfter Blick, gleich Tropfenperlen aus des Stromes Quelle, den einverstandenen Herzen tausend beredete Bilder von Leid und Freude hin. Wie oft war es mein Wunsch, daß meine Seele sich in Blick und Liebe spiegeln möge, wann ich, dem arglos ruhigen, dem Geheimnis meines Herzens fremden jungen Mädchen meine Liebesglut verschweigen und doch sagen mußte, ihr, deren Herz noch frei und von den Eltern, nach eigener Ueberzeugung frei zu wählen, angewiesen war! Sie ewig zu betrachten und Stundenlang um Antwort anzuflehen, ihren Lippenhauch, als Boten ihrer heim=

lichsten Gedanken, zu erhaschen, ihrer Finger leises Zittern, beim Darreichen der Scheere oder eines anderen Werkzeuges ihrer Arbeit, zu erspähen, mit ihrem Aermel oder ihren Locken zu spielen, um ihrem Händchen zu begegnen oder sie zum Sprechen oder Schmollen aufzureizen; diese tausend Kleinigkeiten waren Dinge von größter Wichtigkeit; und in nie geahnten Liebeszeichen sprachen Auge, Stimme und Geberde. Ein Weiteres erlaubte mir des Mädchens Kälte nicht. Sie blieb mir gut und freundlich, doch wie eine Schwester ihrem Bruder, und wie meine Leidenschaft sich steigerte, so auch der Widerspruch meiner Worte und Blicke mit den ihrigen. Fluch dem Wahnsinne meiner Leidenschaft, der ihr reines, keusches Herz nur einen Augenblick des Undanks zeihen konnte! — Ich lernte mich endlich zu meinem Glücke überzeugen, daß das spröde Schweigen des Mädchens einziges Mittel war, ihre Gefühle auszudrücken. War sie nicht immer im Gesellschaftszimmer gegenwärtig, wann ich kam? blieb sie nicht, so lange mein erwarteter, vielleicht geahnter Besuch dort dauerte? verrieth sie nicht durch diese stille Treue das Geheimnis ihrer Seele? verbarg sie vollends immer das Vergnügen, das meine Unterhaltung ihr gewährte? Wir hätten aber dennoch, bei unsr'er beiderseitigen Schüchternheit, uns vielleicht noch lange nicht genähert, hätte nicht die sanfte Schwermuth unserer Liebe und die günstige

Meinung, welche die Eltern von mir hegten, diese selbst zum Einschreiten vermocht. Ich war bereits zweiunddreißig Jahre alt, durch den reinen Umgang aber zum Jünglinge geworden.

— Im Septembermonate, durch Geschäfte länger als gewöhnlich in Paris zurückgehalten, bezog die Familie meiner Braut ein eigenthümliches Schloß im Cantalgebirge von Auvergne und lud mich mündlich dahin ein. Mein augenblickliches Zaudern, dieser freundlichen Einladung zu folgen, brachte mir das süßeste der unwillkührlichen Zeichen ein, wodurch ein junges Mädchen ihres Herzens Geheimnisse verräth. Eweline....

— O Gott! rief der Erzähler aus und versank in ernstes Schweigen.

— Haben Sie Nachsicht, lieber Blüteau! Zum ersten Male seit zwölf Jahren spreche ich einen Namen aus, der mich stets umschwebt und den in meinen Träumen eine laute Stimme ruft.

— Eweline also — weil ich sie nun doch einmal genannt — wendete den Kopf mit einer Hastigkeit zu mir, die auffallend von der angebornen Ruhe ihrer Bewegungen abwich, heftete weniger mit Stolz als schmerzlicher Unruhe ihr ernstes Auge auf mich und schlug es dann erröthend nieder. Doch welche unnennbare Wonne fühlte ich bei ihrem langsamen Aufblicken zu mir! Ich gab stotternd und mit halber Stimme meine Antwort. Verständlicher dagegen sprach der innere Aufruhr meines Herzens zu dem ihrigen, und ihr schwimmendes Auge deutete auf Dank. Wir hatten Alles uns gesagt. Ich reiste mit.

— Seit dem Einverständnisse unsrer Herzen verwandelte sich Alles rings umher und nichts erschien uns gleichgültig. Die Liebe zweier Wesen zu einander ist ein Doppelegoismus: das eine liebt sich in dem anderen. Nur der Ausdruck ist verschieden: denn wenn tausend anderen jungen Mädchen das offene Geständnis ihrer Liebe etwas ganz Natürliches ist, so sah darin Eweline ein dem Sturme der Gefühle dargebrachtes Opfer ihrer ruhig-frommen Jugend, im flüchtigsten Liebesblicke einen von der Leidenschaft verübten Raub. Und dieser Kampf des Herzens mit den Grundsäzen bildete ihr äußerlich so ruhiges, innerlich so aufgeregtes Wesen zu höherer Charakterstärke aus als den Schwärmerinnen leichteren Sinnes je zu Theil wird.

— Auf der Reise fand Eweline Schönheiten an der Natur, von denen sie begeistert sprach. Wir dürfen nur von dem, was uns das Liebste ist, nicht reden dürfen, um unserm Herzen dadurch Luft zu machen, daß wir preisen, was unsere heimlichen Gefühle uns verschönern. So ward für uns zwei Liebenden die Pracht der Landschaft der verständlichste Dolmetsch, und so enthüllten uns die jener geltenden Lobpreisungen das Geheimnis unsrer Liebe. Ewelinens schelmische Mutter trieb manchen unbarmherzigen Scherz darüber mit dem armen Mädchen, indem sie, bei Gelegenheit eines übertriebenen Ausrufs, unter Anderem fragte, wie es komme, daß sie zwanzigmal schweigend durch das schöne Thal gereist und erst diesmal von dessen Schönheit so begeistert sey? worauf Eweline gefaßt und klug zur Antwort gab, sie müsse wohl in jüngeren Jahren weniger empfänglich für Naturschönheiten gewesen seyn. Bald diente uns ein Dorf im Glanze der Morgensonne, bald eine Burgruine, von düsterem Epheu dicht umrankt, um unsere Gefühle sanft in einander zu verschmelzen und in die Zukunft einen Hoffnungsblick zu werfen.

— Sechs Wochen blieb ich in dem Stammschlosse der Familie, die einzige Lebenszeit, in der es mir vergönnt war, Theil an reinem Erdenglück zu nehmen, dem Glücke zweier Liebenden, unter Einem Dache vereint zu wohnen, vorhochzeitliche Flitterwochen zu verleben, Arm in Arm durch Flur und Wald zu streifen, im Rasen eines einsamen Thales sich zu lagern, dem plätschernden Mühlbache zuzuhorchen, sich Liebesworte zuzuflüstern, süße, traute Plaudereien, die Schritt vor Schritt und Tag vor Tag uns tiefer in des Herzens Winkel führen! Dergleichen Seligkeit genießt man nur unterm freien Himmel, wo heitere Lerchen trillern und ferne Glocken tönen, und sammelt daraus für das ganze Leben die schönsten Bilder bald freudiger, bald schmerzlicher Erinnerung! Dort war es auch, wo Eweline der Unschuld erstes, einziges, heiliges Pfand, das flüchtige und dennoch unvertilgliche, mir gab: den süßen Liebesschwur, das Bürgschaftswort aus einer besseren Welt! Jezt wollte ich, überzeugt von ihrer Liebe, ihr Alles offenbaren und zürnte mit mir selbst über die lange Verheimlichung meines Kummers. Unglücklicherweise schilderte mir zu gleicher Zeit ein Brief des Lehrers meines Sohnes das theure Leben dieses Lezteren in Gefahr. Ich reiste ab, ohne mich Ewelinen mitgetheilt und bei den Eltern etwas Anderes als augenblicklich dringende Geschäfte vorgeschüzt zu haben. Die Eltern schöpften Argwohn, suchten meine Verhältnisse und etwanigen Verbindungen in Paris aufs genaueste auszuforschen und thaten endlich, was sie ihren religiösen Grundsäzen nach nicht thun durften: sie entzogen mir, ohne mich zu hören, ihr Vertrauen. Darauf hinterbrachte ihnen ein guter Freund die Geschichte meiner Jugend und schwärzte mich, besonders was meinen Sohn betraf, mit giftigen Farben an. Meine Briefe an die Eltern blieben ohne Antwort. Die Familie kehrte nach Paris zurück; ich ließ mich bei ihr melden und ward nicht angenommen. Vor Besorgnis außer mir, beauftragte ich meinen alten Freund, sich nach dem Grunde dieses unerklärlichen Benehmens zu erkundigen. Der gute Alte, als er ihn erfuhr, that alles Mögliche für mich, maß sich die Schuld meines Schweigens bei und suchte alles Erdenkliche zu meiner Rechtfertigung auf. Doch vergebens! Er scheiterte an den tief gewurzelten Vorurtheilen der Familie. Ich gerieth in Verzweiflung und versuchte anfangs den Sturm vermittelst schriftlicher Erklärungen zu beschw ren. Doch als meine Briefe unerbrochen mir zurückkamen, alle erdenklichen anderen Mittel erschöpft waren und Ewelinens Eltern meinem alten Freunde, dem Stifter meines Unglücks, geradezu erklärten, sie würden ihre Tochter nie und nimmer einem Manne geben, der sich den Tod eines Weibes und das Leben eines natürlichen Kindes vorzuwerfen habe, selbst wenn ihre Tochter auf den Knieen darum bitten würde, blieb mir nur noch eine lezte schwache Hoffnung, wie ein morsches Brett im Schiffbruch, übrig: der Glaube nämlich, Ewelinens Liebe werde stärker als der Beschluß der Eltern seyn und ihr helfen, diesen zu entkräften. Auch dachte ich, falls der Vater ihr den Grund seines Bruches mit mir verschwiegen, soll nur sie mich hören und dann richten. Ich schrieb an sie. Ach Freund, es war der erste und lezte Brief der Liebe, den ich schrieb! Verzweiflung gab ihn ein. Ich beschwur dari

Eweline bei der Reinheit und Wahrheit ihrer Liebe, mich auch ferner noch zu lieben, und schilderte ihr ihre Zukunft, ihr verfehltes Leben, ihren Zwang zur Heuchelei, wenn sie den verstoße, den sie liebe, und eines Anderen Gattin werde, ohne ihn zu lieben. Ich rechtfertigte mein Vergehen mit der arglosen Unbedachtsamkeit meines jugendlichen Alters und überließ vertrauensvoll der Großmuth ihres edlen Herzens die Entscheidung.

— Nun denn, Sie sollen Alles wissen! Ich hole ihre Antwort und meinen lezten Brief, sagte Benassis im Hinausgehen.

XXIII.

Fortsezung.

Aux coeurs blessés, l'ombre et le silence.

de Balzac.

— Da ist der Unglücksbrief! fuhr er, bald wieder eintretend, fort, indem er mit zitternder Hand ein Blatt Papier aus einer alten Mappe hervorzog. Sie, die ihn schrieb, mochte nicht ermessen haben, was sein Inhalt für mich seyn würde. — Und hier, fügte er, ein zweites Blatt zur Hand nehmend, hinzu, ist meine Antwort, der lezte Ausbruch meines Schmerzes!

— Der Alte hatte Ewelinen heimlich mein flehentliches Schreiben überbracht und sein greises Haupt durch inständiges Bitten, es zu lesen und zu beantworten, fast erniedrigt. Nun hören Sie ihre Antwort:

„Mein Herr“ .....

— Mich, unlängst ihren „Vielgeliebten,“ nannte sie jezt Herr! Dies sagte Alles.... Doch hören Sie weiter.

„Nichts ist härter für ein junges Mädchen als „sich getäuscht zu sehen, wo es vertrauen zu dürfen „hoffte. Ich will aber dennoch Sie entschuldigen.

„Wir sind ja schwache Menschen! — Was Sie „mir schreiben, rührt mich innig; doch hören Sie „auf, wenn meine Ruhe Ihnen lieb ist. Wir sind „getrennt auf ewig! Wohl haben die Gründe, die „Sie nennen, mich verführt und das Gefühl, das „gegen Sie in meinem Inneren laut geworden „war, erstickt: denn welchen lieberen Gedanken „konnte ich haben als schuldlos Sie zu wissen? „Allein vor meinem Vater konnte weder ich noch „Sie bestehen. Ja, mein Herr! ich habe gewagt, „für Sie zu sprechen, habe in größter Herzensangst „für Sie und mich meine Eltern angefleht, habe „Kindespflicht darüber fast verleugnet und lade neue „Schuld durch diesen Brief auf mich. Ja, ich be„kenne Ihnen offen, daß ich im Begriff gewesen „bin, die Pflichten des Gehorsams und der Achtung „vor dem Willen meiner Eltern zu verkennen, und „daß nur die Liebe meiner Mutter mich zurückge„führt, wie auch ihr allein ich die Erlaubniß zu „diesen Antwortzeilen, den ersten und lezten, die „Sie zu erwarten haben, danke. Ich verzeihe Ih„nen ohne Rückhalt allen Kummer, den Sie für „mein ganzes Leben mir gemacht. Aber wohl „haben Sie Recht: die erste Liebe läßt unauslösch„liche Spuren nach sich. Was ist fortan mein „Leben? Bin ich noch ein freies, argloses Mäd„chen? Werde ich je ein treues Weib seyn können? „Kann auch die längste Zeit die Bilder alle, die

„Sie meiner Seele eingeprägt, daraus verschwin-
„den machen? Doch Sie klage ich nicht an.
„Warum mir sagen: er wird dich ewig lieben?
„Worte, die unaufhörlich das verlassene Mädchen
„quälen, indem sie ihm die ewige wie die
„irdische Ruhe rauben: denn einer Himmelsbraut
„ziemt kein zerrissenes Herz und auch die Welt darf
„ihr nichts bieten. Ihnen dagegen bietet diese Alles,
„was den Kummer betäubt und stillt. Dies soll kein
„Vorwurf, vielmehr nur eine Tröstung seyn, denn
„wenn uns Beide derselbe Kummer beugt, so wird
„er mir doch schwerer zu ertragen. So wollte es
„der Himmel, und wohl dem, der auf ihn
„seinen vollen Glauben und seine ganze Hoffnung
„baut! Vergönnen Sie mir, Sie in mein tägliches
„Gebet zu schließen, und leben Sie ewig wohl! Es
„war ja nur ein Traum, Sie seyen der Gefährte
„meines Lebens und kurze Zeit nur mir erlaubt,
„meinen Vielgeliebten Sie zu nennen! Unsere
„Tage sind gezählt; o vertrauen Sie mir im Fall
„des Ueberlebens Ihren Sohn!“

— Ein Brief voll Großmuth und Gefühl, der meine ganze Hoffnung niederschmetterte und mich der schmerzlichsten Verzweiflung überließ! Hätte ich es damals fassen können, mit welcher Selbstverleugnung das edle Mädchen nur Bedacht nahm, Balsam in mein zerrissenes Herz zu gießen, ich hätte nimmer über mich vermocht, nachfolgendes hartes Abschiedswort an sie zu richten:

„Mein Fräulein“....

„Diese Anrede heißt Entsagung und Gehorsam. „Und süß zum Schaudern ist es, einer Braut zu- „gehorchen, die von Trennung spricht, einer Gelieb- „ten zu entsagen, die uns von sich stößt. Sie haben „indessen Recht und ich allein bin Schuld; denn „wie ich einst meines Weibes aufopfernde Ergebung, „so wird auch meine Liebe jezt verkannt. Nur „glaubte ich nicht, es werde gerade das einzige We- „sen, welches ich von ganzer Seele liebe, die Ver- „gelterin seyn; ich hielt das Herz desselben zu einer „solchen harten Tugend nimmer fähig. Jezt aber „kenne ich die ganze Stärke meiner Liebe, da sie „dem größten aller Schmerzen, dem der Verschmä- „hung und des kalten Widerrufes, widerstand. So „leben Sie denn wohl! Ich werde mich im Staube „wie ein reuiger Sünder brüsten und abzubüßen „suchen, wofür Sie Ihre Gnade mir versagt. Gott „wird dereinst ein gnädiger Richter seyn, wann ein- „sam sich mein Herz verblutet hat. Ich sage „ein- „sam,“ weil es, treu seinem Liebesschwur, verschlos- „sen für jede andere Liebe und nur der Erinnerung „Bild unauslöschlich darin bleibt. Schmerzlich durch „Sie getroffen, wird es dennoch Ihrer nicht mit „Bitterkeit gedenken; ich würde mein neues Leben „schlecht beginnen, wollte ich zuvor mein Inneres

„nicht läutern. Noch einmal leben Sie wohl! „Dies ist der Abschiedsruf eines gebrochenen Her„zens, das Ihnen Frieden wünscht.“

Benassis versank in stille Wehmuth, und Genestas drückte seine Theilnahme dem Freunde, schweigend zwar, jedoch durch Blick und Händedruck verständlich, aus.

— So, lieber Freund, verschwanden denn für immer Liebe und Freude aus meinem Herzen; und nur der Blick auf meinen Sohn vermochte meine Verzweiflung zu besiegen. Um Trost zu finden, schloß ich mich mit meinem Elende an diese unschuldige Ursache desselben an, suchte einen praktischen Wirkungskreis in meiner Heimat nach, und hoffte Ruhm und Ansehen in der bürgerlichen Welt zu Gunsten meines Sohnes zu erwerben.

— O Gott! rief hier Benassis plözlich aus; elf Jahre ist es her und immer noch bricht die Erinnerung mir das Herz!.... auch meinen Sohn habe ich verloren!....

Der Doctor schwieg, aus seinen Augen brachen Thränen, laut schluchzend verhüllte er das Gesicht. Dann fuhr er fort:

— Jezt war ich denn ein ganz entlaubter Stamm! Verzweifelnd, tobend wie der Aetna seine lezten Aschenfunken sprühet, wollte ich mit meinem öden Herzen in einen öden Wohnort fliehen, von Gott und der Welt verlassen, gar Hand an mich selber legen: Gottes Finger war mir damals noch nicht kenntlich, des Himmels Stimme unverständlich. Doch führte Selbstbetrachtung bald zu besserer Einsicht.

— So lange ich noch irdische Hoffnungen nährte, noch Trost im Leben fand, ließ Beides mich, bei allem Selbstbewußtseyn meiner Schuld, des Himmels nicht gedenken. Als aber Beides schwand, die Erde mir nichts mehr zu geben hatte, richtete sich mein Blick zum Himmel auf und ich erkannte Gott. Zwar suchte ich auch dann noch die Religion selbst zur Mitschuldigen des Selbstmordes zu machen, indem ich in dem ganzen Umfange des neuen Testaments ein Verbot desselben nirgends fand: allein der göttliche Gedanke des „Erlösers" erfüllte mich. Dieser verheißt zwar nicht Unsterblichkeit der Seele, wohl aber seines Vaters himmlisches Reich; verbietet nirgends zwar den Vatermord, verdammt jedoch das Böse.

— Seitdem war mir der Selbstmord eine Selbstverdammnis, ein Treubruch an der Pflicht, den Kampf des Lebens zu bestehen, und an Christi göttlicher Verheißung: „Selig sind, die da Leid tragen, denn sie sollen getröstet werden*)." Das Wort „Erhebung," Allen, die die heiligen Zeichen kennen, verständlich in Christi Kreuz gegraben, war mir klar."

Erschöpft hielt der Erzähler inne.

---

*) Christi Bergpredigt. Evang. Matth. Cap. 5. V. 4.

XXIV.

Schluß der Selbstbekenntnisse des Doctors.

Die sichere Bürgschaft für den Himmel
Ist noch der Himmel hier in unsrer Brust.
Aus Tiedge's Urania.

— „Noch besaß ich achtzigtausend Franks, hub er nach einer Pause wieder an. Dennoch beschloß ich, fern von der Welt, in ländlicher Einsamkeit zu leben. Allein der Menschenhaß, eine Art von Eitelkeit unter Igelshaut versteckt, ist keine Christentugend: es blutet nicht, sondern schrumpft zusammen des Menschenfeindes Herz; das meinige aber blutet aus allen Adern.

— Ich dachte an die Kirche, an geistliches Gelübde, an die Tröstungen des einsamen Gebetes, und wollte mich dem Dienste des Herrn, und zwar dem strengsten der Cartäuser, weihen. Ich eilte gedankenvoll zu Fuß in die Cartause; es war für mich ein ernster Feiertag, den die erhabene Pracht der Landschaft, die mein überraschtes Auge zum ersten Male sah, mir unvergeßlich macht: die jähen Felsen, die Abgründe, die Waldbäche, die heilige Stimme der schweigenden Natur, die düstere Einsamkeit, die tiefen Schluchten, wohin nur Neugier treibt, der Wald mit seinen Schauern und tausendjährigen Fichten, das Thal in seiner vergänglich-heiteren Blumenpracht; dies Alles stimmte mich zu einem heiligen Ernst. Den höchsten Triumph indessen feiert doch die Schwermuth am Eingang zur Cartause, im Angesicht der alten heiligen Gewölbe, der schlanken Bogengänge,. durch die der Bergstrom quillt, der Zelle, die des Menschen Größe und Nichtigkeit umschließt. An dieser ernsten Stätte weiset Niemand den Gedanken an seine Zukunft von sich ab. Wohl dem, den er, wie den abgeschiedenen Bewohner, mit heiterer Ruhe erfüllt! Ich las gerührt die Inschrift, welche jener, dem Gebrauche zufolge, an der Thür zurückgelassen hatte, denn sie enthielt in drei lateinischen Wörtern: fuge, lale, tace, den Inbegriff der Lebensregel, die ich mir vorgeschrieben. Sie machte mir die Zelle mit ihrem harten Bette und ihrer Grabesstille lieb. Von dort besuchte ich die Capelle, wo die Cartäuser beteten; und plözlich — schwand mein Plan. Der Gesang der greisen Mönche, ihr schnarrendes Gebet, der ganze Gottesdienst der weltlich abgestorbenen Männer erschien mir dünkelhaft und eitel. Mag immerhin, so dachte ich, ihre Abgestorbenheit ihnen frommen, falls sie zur Lebensthätigkeit nicht taugen; ich aber will doch lieber meine

Buße der Welt zu Nuzen machen. Das Wie? nur ist die Frage. In Gedanken ward ich gemeiner Seesoldat, um, mit Selbstverleugnung und in verborgener Anspruchslosigkeit mit Hand und Fuß zu dienen. Nur sah ich davon keinen Nuzen. Meine geistige Kraft lag brach, statt Frucht zum Besten meiner Mitmenschen zu tragen: denn schmeicheln durfte ich mir, daß sie fruchttragbar sey. Mit diesen Gedanken übernachtete ich hier. Der Zustand dieses Fleckens erregte meine Theilnahme und eine innere Stimme — ein Ruf von oben — sprach: hier ist der Schauplaz deines Wirkens, hier kannst du für eine verwahrloste Gemeinde wie ein Vater sorgen, kannst die Wunden eines ganzen Landstrichs heilen, Hungerige speisen, Arme kleiden, Unglückliche trösten und uneigennüzige Menschenliebe üben. Jezt erkannte ich darin Gottes Finger, daß ich schon in früher Jugend auf den Stand des Arztes hingewiesen ward, beschloß, ihn zu erwählen, und weihete nach dem Motto des Cartäusers, mich zu schweigender Ergebung, jedoch so, daß mein Leben ein thätiges Gebet, meine geistige Casteiung ein Segen für die Menschen werden sollte. Von der großen Welt entfernt, ward ich im Umgange mit Bauern ein anderer Mensch, ein runzliger und sonnverbrannter, in Gang und Wort und Kleid ein derber zwar, doch schlichter Bauersmann, den die Pariser Modeherren und Damen nicht wiederkennen würden; streifte alles Aeußere ab und hatte nur mein Lebensziel im Auge, das früh oder spät bereit mich finden soll."

— Dies ist, mein Freund, in reiner Wahrheit die Geschichte meines Lebens, die Geschichte vieler gewöhnlicher Menschenfehler und eines zum Theil noch dauernden, nicht gewöhnlichen Misgeschicks, wogegen auch die innigste Ergebung nichts vermag. Ich war noch heute, in Ihrem Beiseyn, doch ohne Ihr Gewahren, auf dem Punkte, meinem geheimen Kummer zu erliegen....

— Was war es denn? fragte der Rittmeister bestürzt.

— Sie erinnern sich des armen Kindes, das ich krank ins Bett der Mutter legen mußte? — Nun denn, ein Kind zu sehen, ohne meines eigenen, dahingeschwundenen Engels zu gedenken, ist mir unmöglich; drum ermessen Sie die Größe meines Schmerzes, wenn ich ein Kind auf das Sterbebett hinstrecken muß....

Genestas war aufs Aeußerste bewegt.

— Wenn ich des Kindes gebrochenes Auge voll Unschuld und Geduld betrachten, die lezten Liebestöne hören muß! Und wenn davon vollends

Mancher noch für meine Sorgfalt sich bedankt, für eine Sorgfalt, welche lediglich die Frucht meiner Gewissensbisse ist!....

— So nehmen Sie es hin, das Geheimnis meines Lebens!....

— Wohl mir, wenn ich es hätte aus einer reineren Quelle als der meiner Fehler schöpfen können! Es wäre aber freilich von mir selbst eben nichts zu sagen dann gewesen.

XXV.

Genestas in Verlegenheit.

The affront is mine, my Friend!
Pope.

Ein Ausdruck von Betrübnis lag in Genesta's Zügen, der Benassis eben so auffallend als rührend war.

— Ich will nicht hoffen, lieber Rittmeister Blüteau, redete er den Tiefgebeugten an, daß mein Schicksal...

— Nur nicht Blüteau! unterbrach Genestas, vom Stuhle auffahrend und gleichsam mit sich selbst zerfallen, seinen Wirth. Ich heiße nicht Blüteau; es giebt keinen Rittmeister Blüteau!

Benassis horchte voll Verwunderung hoch auf und verfolgte mit den Augen seinen Gast, der, einer Drohne gleich, den Ausgang ängstlich suchend, im Zimmer hin und her lief.

— Wer sind Sie denn, mein Herr? fragte ihn Benassis.

— Das ist es eben, erwiederte der Rittmeister, halb schüchtern und halb drohend. Betrogen habe ich Sie und mich, und meine Lüge kommt mir hoch zu stehen! Wo soll ich den Muth hernehmen, den wahren Grund meines Hierseyns zu erzählen! Ich möchte mich, seit ich Ihr Herz erforscht, von Ihnen lieber ohrfeigen als Blüteau nennen lassen. Sie werden mir das Trugspiel wohl verzeihen, doch ich mir selber nicht; Joseph Genestas, der — gölte es sein Leben — selbst vor dem Kriegsgericht nicht lügen würde!...

— Was höre ich! rief Benassis, hastig aufstehend, aus; Sie sind der Rittmeister Genestas? und drückte dem Kriegsmanne aufs Herzlichste die Hand, indem er sprach:

— Sie hatten Recht, vorhin zu sagen, wir seien Freunde, noch ehe wir eingewilligt, noch ehe wir gewußt, wie es zugegangen war*): denn oft schon hat Herr Grawier mich wünschen lassen, persönlich Sie zu kennen; er nennt Sie nur den „Plutarchischen Charakter."

— Zu viel Ehre! entgegnete Genestas; ich, der einen Mann, wie Sie sind, hintergehen konnte, ein Plutarchischer Charakter! Doch jezt will ich von der Leber frei bekennen und offen eingestehen, daß ich kein Kranker bin und keiner Cur bedarf, den heutigen Tag genußreich hier verlebt habe und morgen zum Abzug blasen werde. Besuchen Sie Grenoble, so zählen Sie dort auch mich zu Ihren

---

1) s. oben Th. I. S. 46.

Freunden! Joseph Genestas giebt sein Gut und Blut, sein Schwert, sein Alles für Sie hin; Ihr gutes Wort findet bei ihm eine gute Statt; und kommt einst seine Ruhezeit, so sucht er sich einen ähnlichen Winkel aus, wird Maire, und strebt in Allem Ihnen nach.

— Schon recht, mein Freund! und kann ich nüzlich seyn, so stehe ich gern zu Dienst.

— Nüzlich seyn, mein lieber Doctor? ja, wenn das möglich wäre! entgegnete Genestas traurig. Doch glauben Sie mir; ich bin ein harter Kriegsmann zwar, aber dennoch habe ich ein weiches Herz.

— Wo soll denn das hinaus?

— Nein, nein, ich will und darf Sie nicht betrüben.

I nun, so ganz weichlich bin ich nicht.

— Herr! brach Genestas zitternd aus, es gilt das Leben eines Kindes....

Des Doctors Stirn umwölkte sich unwillkürlich; sein Blick jedoch bat freundlich, fortzufahren.

— Eines Kindes, das nur des Arztes höchste Sorgfalt retten kann! Jezt, lieber Doctor, wissen Sie, was mich hierher geführt. Ich wollte Sie, den hochgepriesenen Mann, persönlich kennen und bewundern lernen.

— Ist's denn Ihr eigenes Kind? fragte ihn Benassis.

O nein, mein Freund! Doch hören Sie die seltsame Geschichte! Sie dient zwar keineswegs mir zum Ruhme; allein wie könnte ich vor Ihnen ein Geheimnis länger bergen?

— Erlauben Sie mir nur vorher den Thee bei Margret zu bestellen... denn sehen Sie Freund: wenn Abends spät rings um mich Alles schläft, nur ich, vor tausend Sorgen und Gedanken, schlaflos bin, dann suche ich diese in dem Nervenrausche, den der Thee hervorbringt, zu vergessen und fühle mich belebt. — Sie trinken mit, nicht wahr?

— Ein Gläschen Wein recht gern, für Thee dagegen danke ich.

— He, Margret, bringe Wein und Brod herbei! Wir wollen's uns schmecken lassen.

— Ist denn Thee nicht schädlich, lieber Doctor?

— Ei freilich, und mein Podagra bezeugt es; aber dennoch lasse ich um keinen Preis von diesem täglichen Behagen, das mich in süße Vergessenheit einwiegt. Doch nun zur Sache, lieber Freund, für heute unfehlbar das Beste!

XXVI.

Warum Genestas sich Blüteau genannt.

Ich weiß mir'n Mädchen hübsch und fein,
Hüt Du Dich!
Es kann wohl falsch und freundlich seyn,
Hüt Du Dich! Hüt Du Dich!
Vertrau ihr nicht, sie narret Dich.
Feiner Almanach I. B. S. 113.

— Auf unserm Rückzuge von Moskau, hub Genestas, beim Glase Ermitage wieder an, sammelte und erholte sich das Regiment, bei dem ich stand, in einem polnischen Städtchen, remontirte sich dort für schweres Geld und wartete geduldig des Kaisers Rückkehr ab. Alles ging nach Wunsch; ich insbesondere hatte den Regiments-Quartiermeister Renard, meinen treuesten Herzensfreund, bei mir und lag mit ihm in einem Hause im Quartier, das eher einem Stalle oder Rattenneste als einer Menschenwohnung glich und dennoch eine zahlreiche Judenbrut mit dem bekannten Schachergeiste barg. Den Alten insbesondere mochte unsere Flucht schon zu manchem Rips verholfen haben; mit unserm Golde wärmte sich der schmuzige Filz die Finger. Im Keller hausete die Kinderschaar, und unter dieser war ein Mädchen, schön wie der Tag, perlenrein und stattlich, und erst siebenzehn Jahre alt. Wie staunte ich, als ich, eines Abends vor dem Hause auf und nieder gehend, dieses kribbelvolle Nest entdeckte; und wie ward mir, als der blendend-schöne Mädchenkopf aus dichtem Tabacksqualm, worin der Alte das Gemach einhüllte, wie ein Zauberschein hervortrat, ein funkelnder Napoleonsd'or in einem Haufen schmuziger Groschen!

— Was Liebe sey, hatte ich bis dahin mir nicht Zeit gelassen zu erforschen; beim Anblick dieses Mädchens aber fühlte ich den Zauber durch Mark und Bein mir rieseln. Ich war in ihren Anblick wie versunken, wie gefesselt an den Plaz, wo ich zum ersten Male sie gesehen; und wenn Alles längs zur Ruhe gegangen, ihr Lämpchen auch erloschen war, floh mich die Ruhe und der Schlaf; es ward im Hause mir zu eng, und überall, wo sie nicht war, zu öde. Früh Morgens schon stieg ich zu Roß, mir Luft zu machen und Ruhe zu erreiten, und merkte nicht, wie meine Mähre schäumte; kurz, lieber Doctor, ich war zum Rasendwerden verliebt und dachte ernstlich an's Heirathen.

— Mein Freund, die völlige Umwandlung, die in mir vorgegangen war, bemerkend, vermuthete ein ernstes Duell und puzte die Pistolen, bis ich ihm meine Liebe und den Winkel, der sie barg, entdeckte. Er der Sprache mächtig, sollte mir zum Unterhändler bei den Eltern und zum Boten meiner

Liebesbriefe an Judith, wie er mir das Mädchen nannte, dienen. So ward ich denn für vierzehn Tage der glücklichste der Menschen. Judiths Eltern nahmen uns an Tisch. Sie kennen dergleichen Glück; drum brauche ich es nicht zu schildern. Da Sie jedoch kein Raucher sind, so wissen Sie nicht, welche Wollust darin steckt, mit seinem Freunde und dem Vater seiner Auserwählten die langen Winterabende, sein Pfeifchen rauchend, in traulichem Gespräche hinzubringen und seiner Schönen dabei ungestört ins Angesicht zu schauen.

— Was meinen Freund Renard betrifft, so war derselbe ein feiner, gebildeter Pariser von guter Herkunft. Sein Vater, ein wohlhabender Gewürzkrämer, hatte einen Rechtsgelehrten aus ihm machen wollen; allein die Conscription beschloß es anders; er selbst war auch mit Leidenschaft Soldat, dazu ein hübscher Bursche, der jedermann gefiel.

— Ihn liebte Judith und machte sich aus mir so viel wie ein Pferd aus gebratenen Hühnern. So kam es denn, daß, während ich mich immer tiefer in sie vergaffte und empfindsam im Mondschein auf und nieder ging, mein Freund Renard, der schlaue Fuchs, der seinen Namen nicht gestohlen hatte, in's Kellerstübchen schlich. Der Verräther war so völlig mit dem Mädchen einverstanden, daß er bis auf Weiteres, was er nöthigenfalls aus Frankreich einzuholen ihr versprach, sich nach dortiger Landessitte mit ihr trauen ließ, was jedoch nicht hinderte, daß Madame Renard in Frankreich später nichts als Mamsell Judith war.

— Wahrlich, hätte ich Renard's Schurkenstreich gewußt, ich würde ihm auf der Stelle den Garaus gemacht haben; aber Vater, Mutter, Tochter und mein Spizbube von Schwadrons-Quartiermeister, Alle steckten unter Einer Decke. Seitdem mir dieser Streich gespielt war, habe ich mich oft gefragt, warum doch, Geld zu stehlen, schimpflich, seines Freundes Weib, Glück, ja Leben zu rauben, aber straflos sey.

— Genug, sie waren ein glückliches Paar und mir dummen Teufel warf, um mich immer tiefer zu verblenden, die listige Judith täglich nach wie vor die zärtlichsten Liebesblicke zu. Doch was geschah! Gott ist gerecht und achtet auf der Menschen Treiben genauer als sie glauben.

— Die Russen rückten an und mit einem Ueberfalle begann der Feldzug 1813. Eines Morgens traf plözlich der Befehl zum Aufbruche nach Lützen bei uns ein. Wir waren bereits umgangen und unsern Obersten, dem die Trennung von einer schönen Polin allzu schwer geworden, spießten sammt der ganzen Wache die Cosacken. Kaum waren wir vollständig aufgesessen, als wir auch schon mit dem Feinde ins Handgemenge kamen; wir hatten unsere Noth, ihn nur bei Tage abzuwehren, um Nachts einigen Vorsprung zu gewinnen. Als aber unsre geringen Streitkräfte ihm verrathen worden waren, griff er uns spät Abends noch auf Tod und Leben an. Renard und ich, wir hieben wie Verzweifelte um uns: er mochte dabei seines Weibes gedenken, ich wollte das Leben meines Freundes schüzen: so erreichten wir unversehrt die Stadt, die unsere Kranken nothdürftig befestigt hatten. Die Cosacken schwärmten auch dort schon und einer derselben war im Begriff, mich zu durchbohren, als es Renard gelang, mit seinem Pferde mich zu decken, wobei jedoch er und der Cosack über einander stürzten. Es entstand ein mörderisches Gemezel und ein furchtbares Durcheinander von Menschen und von Pferden, worin mein armer Schwadronsfourier, doch mit ihm zugleich auch, Dank sey meinem guten Schwerte, der verwegenste jener asiatischen Pickeniere ins Gras biß. Darauf hob ich meinen schwer verwundeten Freund wie einen Mehlsack quer auf mein Pferd.

— Leb' wohl, Rittmeister, mit mir ist es aus! sagte er.

— Nein, erwiederte ich, besinne Dich nur....

— Innerhalb der Stadt aber fand ich in einem entlegenen Winkel ein Strohlager, wo ich ihn absezte und den herzzerrissenen Anblick eines unter furchtbaren Schmerzen sterbenden Helden hatte. Das tief gespaltene Gehirn quoll ihm zwischen den

Haaren heraus und dennoch hatte er Sprache und Bewußtseyn.

— Wir sind quitt, sagte er mit erlöschender Stimme. Ich lasse mein Leben für Dich, weil ich Dir Judith geraubt habe.... Sorge für sie und ihr zu erwartendes Kind.... Heirathe sie....

— Anfangs kannte ich vor Wuth kein Erbarmen; doch als er todt war, lag mir Judith am Herzen, und mein erster Gedanke war, sie in der brennenden Stadt zu suchen. Es gelang mir bald, sie aufzufinden. Sie schwang sich, in bewußtlosem Angstgefühl, zu mir aufs Pferd, und so holte ich spornstreichs mein Regiment wieder ein. Von der übrigen Judenbrut war nirgends eine Spur; Judith allein hatte ängstlich ihres Mannes geharrt, von dessen Schicksal ich wohlweislich schwieg.

— So hatte ich denn, mitten in den Schrecknissen des Krieges, mit dem Unterbringen und der Pflege eines fremden Weibes zu schaffen! Ich that was möglich war und sorgte stets dafür, daß Judith einen starken Tagemarsch nach Frankreich hin voraus war. Während der Schlacht von Hanau gebar sie einen Knaben. Ich ward verwundet, kam erst in Straßburg wieder zu ihr, um nach Paris zu eilen, und mußte, während der Krieg auf französischem Boden geführt wurde, das Krankenlager hüten. Ohne dieses Misgeschick wäre ich, nach des Kaisers ausdrücklichem Versprechen, zur

Garde avancirt; statt dessen aber lag mir, mit drei gebrochenen Rippen, die Unterhaltung einer fremden Wöchnerin, sammt ihrem Kinde ob! Ich mußte es von meinem Solde bestreiten, denn Renard's Vater war ein alter Stockfisch, der nichts von einer Schwiegertochter wissen wollte, und der Judenvater mochte längst gestorben oder verdorben seyn. Das arme Weib verging vor Gram.

— Was soll aus mir noch werden! rief sie eines Morgens, als sie mich verbunden hatte, schluchzend aus.

— Willst Du, Judith, so schaffe ich die nöthigen Zeugnisse herbei: dann wirst Du mein Weib, mein Kind wird das mit....

— Wer es mit ihr gezeugt, vermochte ich über meine Lippen nicht zu bringen; wohl aber fühlte ich in jenem seligen Augenblicke, wo mir Judith's verklärtes Auge dankte, ich könne und müsse Alles für sie thun. War sie doch der Abgott meines Herzens; darum sollte auch ihr Herzenskind das meinige werden!

— Die Absendung der nöthigen Papiere wurde aus Judith's Heimath uns gemeldet, wie auch, daß ihre Eltern, um ihr Kind zu sehen, sich nach Frankreich auf den Weg gemacht. Gleichzeitig aber nagte der Keim des Todes unaufhaltsam an des Weibes Leben; und nur noch einmal, Tags vor ihrem Tode, raffte sie sich mit seltener Kraft von ihrem

Sterbelager auf, schmückte sich festlich, verrichtete mit Andacht die Religionsgebräuche ihres Glaubens, versiegelte ihre wichtigsten Papiere, und legte sich, nachdem sie ihrem Kinde auf diese Weise Namen und Vater hinterlassen, mit Seelenruhe wieder nieder. Ich küßte ihre kalte Hand und Stirn, und sie verschied. So war mein Hochzeitstag!

— Zwei Tage später brachte ich die Theure zu Grabe und blieb mit meinem Waisenkinde zurück. Niemand kannte dessen Herkunft; nur mir war es ins Herz geschrieben. Selbst sein alter Großvater verlangte nicht nach ihm und irrt, nachdem der Krieg um seine Habe ihn gebracht, Juwelenhandel treibend, im Orient umher. Mein Knabe wuchs indeß heran, ging fleißig ins Liceum und brachte es in der Kriegsschule zum Zeugnisse der Auszeichnung. Dann aber fing er an zu kränkeln und an der Brust zu leiden; die Pariser Aerzte widerriethen die Fortsezung der Studien und empfahlen dringend den Genuß der Land- und Bergluft unter ärztlicher Behandlung. Da dachte ich an Sie und kam hierher, um Sie zu hören und zu sehen. Wehe mir jedoch, wenn ich, nach Allem, was ich jezt von meinem verehrten Freunde weiß, demselben neuen Kummer machen wollte!

XXVII.

Das Opfer der Freundschaft.

Kannst du nicht zu Ende kommen, so höre deshalb nicht auf.

Denkspruch des Orients.

— Lieber Rittmeister, hub Benassis nach einer Pause an, bringen Sie mir Judith's Knaben. Ich sehe abermals hier Gottes Fügung, die ich als Christ nicht von mir weisen darf. Auch hat mich das Ereignis allzu tief gerührt, um meine Hülfe nicht mit Freuden anzubieten.

Genestas drückte dem Arzte schweigend beide Hände und sein nasses Auge sprach beredten Dank.

— Dies Alles bleibe unter uns! sagte er.

— Versteht sich, Freund!.... Wann kann der Knabe hier seyn?

— Morgen, wenn es recht ist. Er befindet sich seit einigen Tagen in Grenoble.

— Mir ist es recht; und wenn Sie sich in aller Frühe auf den Weg machen, so werde ich zum Frühstücke Sie Beide bei der Gräberin erwarten.

— Schon gut, erwiederte Genestas; und beide Freunde wünschten sich hierauf gute Nacht. Genestas aber rief beim Abschiede noch seinem Wirthe zu: — Edler Mann! durch Sie habe ich zum dritten Male begreifen gelernt, daß es dort oben etwas giebt!

Er wies mit Blick und Hand gen Himmel.

Des Arztes eigenthümlich schwermuthsvolles Lächeln, von innigem Händedruck begleitet, war die Antwort.

XXVIII.

Das Frühstück bei der Gräberin.

Laß mich dich retten! komm!
Komm! Zaudre nicht! die Rettung ist gewis.
Uhland.

Mit Tagesanbruch saß Genestas auf und traf im Laufe des Vormittages schon am Eingange des zur Gräberin führenden Fußsteigs wieder ein.

Sein Fuhrwerk war ein kleiner, offener, vierräderiger Einspänner, in jenen Bergen allgemein gebräuchlich.

Zu seiner Linken saß ein kleines, mageres Männchen, das eher zwölf als funfzehn Jahre zu zählen schien. Genestas sah sich, ehe er abstieg, rings nach einem Bauern um, der ihm das Fuhrwerk zu Benassis bringen könnte: denn zu der Gräberin ließ, des schmalen Fußsteigs wegen, sich nicht fahren. Der Flurschüz kam des Weges und half ihm aus der Noth, worauf Genestas, mit seinem Pflegesohn am Arme, quer über Feld dem Orte des Stelldichein zueilte.

— Schau um Dich, Hadrian! In dieser schönen Landschaft, statt hinter Buch und Ofen zu kalmäusern, sollst Du fortan zu Roß und Fuß

Dich tummeln. Nicht wahr, Du freuest Dich darauf?

Der Knabe warf ein mattes, krankes Auge in das schöne Thal und ging dann, gleichgültig, wie alle Knaben bei Naturschönheiten sind, indem er sagte, weiter:

— Sie sind so gütig, lieber Vater!

Diese krankhafte Theilnahmlosigkeit ging Genestas durch die Seele; er sprach fortan mit Hadrian kein Wort.

— Willkommen, lieber Rittmeister, Sie sind ein Mann von Wort! rief Benassis an der Hausschwelle der Gräberin entgegen, zog die Kommenden zu sich ins Zimmer und heftete, sich niederlassend, nachdenklich auf Hadrian den Blick. — Das Ebenbild seiner Mutter, hatte dieser edle, regelmäßige Züge, eine blasse Gesichtsfarbe, schöne schwarze Augen mit einem Ausdrucke von geistiger Schwermuth. Sein aufstrebender und gegen den schmächtigen Körper unverhältnismäßig großer Lockenkopf verrieth die Eigenthümlichkeit seiner polnisch-jüdischen Abkunft.

— Wie ist Ihr Schlaf, junger Mann? fragte ihn Benassis.

— Gut, Herr Doctor.

— Lassen Sie mich Ihre Knie sehen... Das Beinkleid in die Höhe!

— Erröthend löste Hadrian sein Strumpfband

und entblößte das Knie, welches der Arzt mit Sorgfalt drückte und befühlte.

— Hier steht es gut. Nun reden oder — besser noch — schreien Sie einmal, so stark Sie können!

Hadrian schrie aus Leibeskräften.

— Genug! Zeigen Sie mir Ihre Hände.

Der Knabe reichte seine weichen, weißen, blau geäderten Mädchenhände hin.

— Welche Schule haben Sie in Paris besucht?

— Die von St. Louis.

— Las Ihr Stubenlehrer etwa Abends beim Zubettegehen sein Brevier?

— Ja.

— Und störte Sie im Einschlafen?

Hadrian schwieg; Genestas aber nahm den Lehrer als einen guten, frommen Mann, in Schuz, der ihn auf Hadrian's Kränklichkeit vor allen Anderen aufmerksam gemacht und seine Entfernung angerathen habe.

— Genug, erwiederte Benassis, des Knaben scheues Auge mit scharfem Blicke durchbohrend, es ist noch nichts verloren. Aus diesem Burschen kann und soll ein tüchtiger Kerl noch werden, wenn er nur erst hier warm geworden ist, des Abends müde wie ein Hund sich niederlegt und Morgens mit der Lerche wieder aufsteht, durch Molkencur den Magen stärkt, zu Fuß und zu Pferd sich strapazirt, mit Butiser *) von Fels zu Felsen klettert. Mein Wort darauf, Herr Rittmeister, Sie kennen Ihren Sohn nach vier= bis fünfmonatlichem Landleben nicht wieder. Butiser wird überglücklich seyn, einen Jagdgenossen zu bekommen und wird's, mit unsrer Hülfe, an Wehr und Waffen, Munition, Geräth und Jagdberechtigung nicht fehlen lassen. Mit ihm, mein junger Freund, können Sie die Schweizer Alpen in allen Winkeln, Höhen und Tiefen kennen und ihre Glieder strecken lernen; auch wird das rüstige Jägerleben Sie die schädlichen Gewohnheiten der Schule bald vergessen und nachdem es Sie an Leib und Seele neu gestärkt hat, zu ernsten Studien geschickt machen. Schenken Sie dem Butiser nur Ihr Vertrauen; er ist zwar allerdings ein toller Wagehals, doch aber brav und redlich und, verantwortlich für Sie, wird er sich schon zusammennehmen.

Bei jedem Worte aus des Arztes Munde klärte mehr und mehr des Rittmeisters Gesicht sich auf.

— Jezt zum Frühstück, wo die Gräberin schon lange Sie mit Ungeduld erwartet! rief Benassis, indem er den Knaben sanft in die Wange kniff!

— Ist er nicht zehrend? fragte Genestas, den Arzt beim Arme nehmend, leise.

---

*) s. oben Cap. 15 u. 16.

— Nicht mehr wie Sie und ich.

— Was fehlt ihm denn?

I nun, der critische Moment des Jünglingsalters quält ihn, weiter nichts.

In diesem Augenblicke trat die Gräberin ins Zimmer, einfach zwar doch keinesweges anspruchlos gekleidet, so, daß darob der Rittmeister erstaunte. Es war nicht mehr das gestrige schlichte Bauermädchen, eine Pariserin fast voll Grazie und Puz; und mit Blicken warf sie um sich, die auch den erprobtesten Galan entwaffnen konnten. Das Frühstück war auf blankgepuztem Nußbaumtische ohne Decke aufgetragen und bestand aus frischen Walderdbeeren, Butter und Eiern, zwischen duftenden Blumensträußen hingestellt, so daß Genestas abermals bei diesem Anblicke Gelegenheit fand, die anmuthige Einfachheit der Gräberin zu bewundern und sie um ihre harmlose Hütte zu beneiden. Es ward ihm schier ganz wunderlich in ihrer Gegenwart zu Sinn: denn ob ihr Blick auf Hoffnung oder auf Entsagung deute, war die Frage; und kaum vermochte der Gedanke an den Sohn ihn von ihr abzuwenden, die, als aufmerksame Wirthin, vorzugsweise um den fremden Gast beschäftigt war.

— Lieber Rittmeister, hub Benassis an, Sie kennen den Preis Ihrer hiesigen Bewirthung: meiner Gräberin ein Soldatenstückchen zu erzählen.

— Geduld! fiel diese ein; erst muß der Herr

in aller Ruhe essen und sein Täßchen Kaffee trinken....

— Ei, erzählen kann und will ich schon, erwiederte Genestas; doch mache ich zur Bedingung, daß auch die liebe Wirthin ein selbsterlebtes Abenteuer, etwa ein Liebesabenteuer mittheilt.

— Ich?... Herr Rittmeister! entgegnete sie erröthend; wie wäre mir wohl jemals etwas Erzählenswerthes widerfahren?... Darf ich Ihnen von dem Reiskuchen noch geben, Kleiner? fragte sie dazwischen Hadrian.

— Ich bitte darum.

— Der Kuchen schmeckt vortrefflich, bemerkte der Rittmeister.

— Noch besser wird ihr Käffee ihnen schmecken, schmunzelte Benassis.

— Das glaube ich gern; doch das Liebste wäre mir, ein Abenteuerchen aus unserer hübschen Wirthin Munde zu vernehmen.

— Gemach, mein Freund, verschüchtern Sie sie nicht! flüsterte Benassis dem Rittmeister in's Ohr, und wandte sich darauf mit den Worten an die Gräberin: —

— Höre, Kind, was Dir der dreiste Kriegsmann sagt, ist gut gemeint; Du kannst ihm trauen, Doch ist's Dir freigestellt, zu schweigen oder zu erzählen. Wählst Du indeß das Leztere, so sey fest überzeugt, daß, wenn irgend jemand Dich versteht, am sichersten wir drei um Dich Versammelten es sind. Kannst Du also von einer Neigung, die Du etwa einst gefühlt hast, uns erzählen, so fürchte nicht, an Deinem Herzen zum Schelm darum zu werden.

— Es sey!... Zuvor jedoch muß jeder seinen Kaffee haben und des Rittmeisters Versprechen behalte ich zu gut.

So sprach die Gräberin, indem sie Genestas einen Blick voll schüchterner Herausforderung zuwarf.

— Mein Wort ist heilig! erwiederte der ernste Soldat.

XXIX.

Der Gräberin Leidenszeit.

Que nous avons la vie a de dures conditions! qu'elle est semée de dégouts et de peines!
Aus: Lettres de Mistriss Fanny Butlerd à Milord Charles Alfred. par Mme. Riccoboni.

— Sechszehn Jahre alt, dabei im höchsten Grade elend, hub die Gräberin zu erzählen an, mußte ich auf offener Straße im Savoyer Lande betteln und brachte in den Bergen von Echelles gar manche Nacht in einer Krippe zu. Der Krugwirth, der mir dieses Obdach gab, behandelte mich freundlich, nicht aber dessen Frau, die mich nur stieß und schimpfte. Dies kränkte mich: ich war doch kein Gesindel, war fromm und ehrlich und mit der kleinsten Gabe, als von Gott geschenkt, zufrieden, da ich aus Ungeschick und Kränklichkeit zu keiner Arbeit taugte. Doch was geschah? — um eines Hundes willen ward mir die Thür gewiesen! — Noch niemals war ein Blick wohlwollend dem meinigen begegnet; ich hatte weder Eltern noch Verwandte; die gute alte Marie, meine Pflegemutter, war schon lange todt und ihre Sorgfalt nicht, wohl aber mir erinnerlich, daß, wenn sie Mittags hungerig von ihrer Arbeit kam, sie meine Gierigkeit beim Essen aus gemeinschaftlichem Löffel durch Schläge auf die Finger mit dem Löffel mir verwies. Und dennoch, gute Alte! schließe ich täglich dich in mein Gebet, auf daß der liebe Gott ein besseres Jenseits, ein weicheres Bett auch als hienieden dir vergönne: denn dieses, das wir beide theilten, war zum Erbarmen schlecht.

— Wüßten Sie nur, liebe Herren, wie weh es thut, nur Kränkungen, Abweisungen und harte Blicke einzuernten! Ich habe allerdings wohl alte Bettler angetroffen, die sich daraus nichts mehr gemacht; doch mein Gefühl war anders: ein barsches Nein schon brachte mich zu Thränen. — Täglich wurde ich trauriger und stiller; und nur wenn ich gebetet hatte, kehrte Trost mir in mein Herz zurück, das, einsam in Gottes weiter Schöpfung, seinen Kummer nur dem blauen Himmel klagen durfte. Drum stimmte mich des Himmels Bläue immer heiter und zog mich mächtig an. Ich wähnte dann im reinen Aether mich zu baden, war neu belebt, der Erdenlast entrückt, und schwebte zu den Engeln!

— Doch, um von meiner Liebschaft zu erzählen, muß ich zuvor bemerken, daß meine Wirthin ein Hündchen hatte, wie ich kein anderes je gesehen: ich sehe es noch das zierlich-feine Thierchen mit seinen bunt-gefleckten Pfötchen' Es war das einzige Geschöpf, das mich mit sanfter Freundlichkeit ansah.

Drum gab ich ihm auch meine besten Bissen und kam es seinerseits im Dunkeln mir entgegen, schämte sich meiner bitteren Armuth nicht und leckte mir, liebkosend, Hand und Fuß; auch lag in seinen Augen so viel Güte, so viel Dankbarkeit, daß ich mich der Thränen oft nicht erwehren konnte. Nur dies Hündchen hat mich lieb! sagte ich zu mir. — Sein Winterlager war zu meinen Füßen; und weil die Schläge, die er sich wegen Mausereien in fremden Häusern holte, mich in der Seele schmerzten, so gewöhnte ich ihm das Mausen völlig ab und theilte mein trocknes Brod mit ihm. Meine Betrübnis aber sah es mir stets an den Augen an und schien dann sagen zu wollen: So traurig, arme Gräberin! — Von Reisenden mir hingeworfene Schillinge scharrte es getreulich aus dem Sande; drum legte ich davon fast täglich einige zurück, das Hündchen einst vom Wirthe mir zu kaufen. Doch plözlich stellte dessen böses Weib, aus reiner Misgunst, wie vernarrt in dieses Thier sich an. Ich bot dem Wirthe heimlich meine ganze Habe, ein Goldstück, für dasselbe; er aber gab es freundlich mir zurück und sagte: behalte nur Dein Geld, mein armes Kind! ich meines Theiles schenke Dir den Hund; — doch giebt es deshalb Zank mit meiner Frau, so gehst Du aus dem Hause.

— So kam es denn: das böse Weib verkezerte mich des armen Hundes wegen, weil er sich nicht von mir zu ihr gewöhnen wollte, und gab ihm gar aus Misgunst heimlich Gift. Das arme Thierchen starb in meinen Armen! Ich weinte bitterlich, begrub es unter einer Fichte und legte Alles, was mir lieb war, in sein Grab. Jezt fühlte ich für immer mich verlassen, saß Tag und Nacht einsam im Walde unter freiem Himmel und flehete zu Gott, sich meiner zu erbarmen. Da traf ich eines Mittags auf der Heerstraße einen armen Knaben mit verstümmelten Händen an und dachte mir, Gott hätte ihn zur Hülfe mir gesandt. Ich nahm ihn zu mir; wir bettelten zusammen; für ihn zu bitten ward mir leichter.

— Der Kleine schien zufrieden und hatte Ursache es zu seyn: ich that ihm Alles zu Gefallen, ließ ihm die besten Bissen, und ward, um nicht allein zu seyn, recht eigentlich seine Sklavin. Doch als der Schurke hörte, ich hätte Geld in mein Kleid genäht, schnitt er es heimlich aus und stahl mir jenes Goldstück, wofür ich einst das Hündchen hatte kaufen und jezt zu dessen Grabesfrieden wollen Messe lesen lassen. Nichts hat mich mehr als dieser Diebstahl eines Kindes mit Lebensüberdruß erfüllt; ich sah daran, daß Alles, woran ich mich mit Liebe hing, mir in der Hand zerging!

— Ein anderes Mal kam eine glänzende

Calesche auf dem Wege ins Gebirge mir entgegen; ein Mädchen, wie ein Mutter-Gottesbild so schön, mit einem feinen jungen Herrn, ihr sehr ähnlich, saß darin. — Sieh das hübsche Mädchen! sagte er zu ihr, indem er mir ein Silberstück zuwarf.

— Nur Sie, mein lieber Doctor, können wissen, welche Freude dieses Compliment, das einzige, das ich jemals hörte, mir gemacht hat. Doch hätte jener Herr es füglich unterlassen können, mir Geldstücke zuzuwerfen.

— Ich lief, wie toll und blind, so schnell ich konnte querfeldein und erreichte das Gebirge eher als der Wagen. Dort sah ich den jungen Herrn wieder; er war verwundert, mich zum zweiten Male anzutreffen; mir aber war es eine nie geahnte Freude, ihn zu sehen. Ich weiß es nicht, warum das Herz so wunderbar mir klopfte, warum ich mich so seltsam zu ihm hingezogen fühlte! — Von dort lief ich noch weiter, vermuthend, sie würden bei dem Wasserfalle Halt machen, und traf sie schon bei dem großen Wallnüßbaume an. Dort redeten sie mit Theilnahme, in einem Tone, der mir lange gegenwärtig blieb, mich an. Ich hoffte immer, das schöne Geschwisterpaar würde wieder kommen. Ich hätte zwei Jahre meines Lebens drum gegeben, ihn einmal zu sehen. Er war so schön! so sanft!

— Da haben Sie, bis auf die Zeit, wo ich hierher kam, das Wichtigste aus meinem Leben:

denn jener Herrschaft, welche mich verstieß, weil ich das Unglücksballkleid angezogen *), hatte ich diese Erbärmlichkeit schon längst verziehen, und darf, so wahr ich ein ehrliches Mädchen bin, es frei bekennen, daß ich mich für nicht wenig besser hielt als jene stolze Gräfin.

— Sie sehen gewis auch ein, hub Genestas nach einer Pause an, wie Gott Ihnen wohlgewollt: denn hier, nicht wahr, geht's Ihnen wie dem Fisch im Wasser?

Der Gräberin dankerfüllter Blick auf Herrn Benassis war die Antwort.

— Ja wenn ich reich wäre! seufzte Genestas.

Ein tiefes Schweigen folgte. Dann bat die Gräberin in schelmischem Tone um das verheißene Soldatenstückchen.

— Ich bin bereit! erwiederte Genestas.

---

*) s. oben Th. I. S. 144.

XXX.

Des Rittmeisters Abschied vom Kaiser.

Plus on a de courage, et plus l'on est sensible.
de Ligne.

— Am Abende vor der Schlacht von Friedland, so begann der Rittmeister, war ich in das Hauptquartier des Generals Davoust geschickt und kehrte zum Wachtfeuer zurück, als ich bei der Biegung meines Weges auf den Kaiser stieß. Er sah mich an und fragte:

— Bist Du nicht der Rittmeister Genestas?

— Zu Befehl, Ihro Majestät.

— Du warst mit nach Aegypten?

— Zu Befehl, Ihro Majestät.

— Schlag hier den Weg zur Linken ein, dann wirst Du schneller Deine Abtheilung erreichen.

— Sie glauben nicht, in welchem Ton von Sorgfalt der Kaiser dieses sagte, er, der ganz andere Dinge zu bedenken hatte. Er machte auf Meilenweit die Runde, das ganze Schlachtfeld zu erforschen. — Ich erwähne dies Zusammentreffen, um zu zeigen, mit welchem Gedächtnisse der große Mann begabt und daß ich ihm von Angesicht bekannt war.

— Im Jahr 1815 schwur ich ihm von neuem. Ohne diesen Fehler wäre ich jezt Oberster; doch war es niemals meine Absicht, die Bourbons treulos zu behandeln; mein ganzes Trachten war auf Frankreichs Vertheidigung gerichtet. Bei Waterloo befehligte ich eine Escadron Grenadiere von der Garde, folgte, als dort Alles aus war, Napoleon nach Paris und dann, seines ausdrücklichen Verbotes ungeachtet, bis an's Meer. Ihn, so lange als möglich, noch zu schüzen, war meine liebste Pflicht; und als er mich in Rochefort auf meinem Posten fand, rief er mir zu:

— Was? Genestas! leben wir denn noch?

— Mir brach das Herz bei diesen Worten. Wer sie hörte, mußte schaudern. Dann wies er auf das britische Kriegsschiff, das den Hafen sperrte, und rief aus:

— „Warum habe ich nicht im Blute meiner Garde mich ertränkt!"

Genestas sah Benassis und die Gräberin an und sagte: „Dies sind des Kaisers eigene Worte!"...

— Fluch den Marschällen, die Sie vom Einhauen zurückhielten und mit Gewalt in den Wagen schleppten!

— Bleib' bei mir! rief er mit Wärme aus.

— Wie gern, mein Kaiser! doch ein mutterloses Kind hält mich zurück.

— Ja, ich betheure es, ich wäre ihm nach Helena gefolgt, wenn nicht der Bursche da gewesen.

Höre, sagte er weiter; ich habe niemals Dich beschenkt; Du gehörtest nicht zu denen, die mit einer vollen und einer leeren Hand dastanden. Nimm diese Dose zu meinem Andenken und bleibe in Frankreich, das der tapfern Männer jederzeit bedarf. Diene dem Vaterlande und erinnere Dich meiner. Du bist von meinen Alten aus Aegypten her der lezte, den ich in Frankreich noch auf den Beinen sehe.

— Bei diesen Worten gab er mir eigenhändig seine Dose und fügte hinzu:

— Laß den Wahlspruch: Ehre und Vaterland, die Geschichte meiner Feldzüge hinein stechen.

— Seine Begleiter näherten sich uns und mischten sich ins Gespräch. Der Kaiser ging längst der Küste auf und nieder, war zwar freundlich gegen jedermann, sah aber oft sehr finster drein.

— Gegen Mittag kam die Botschaft, an Einschiffung des Kaisers sey nicht mehr zu denken; die Engländer wüßten bereits, daß er in Rochefort sey; drum bleibe nichts mehr übrig, als sich an diese auszuliefern oder Frankreich noch einmal zu durchwandern. Welche Lage! Wie wuchs mit jeder Stunde die Gefahr! Napoleon fiel entweder den Bourbons, die ihn erschossen hätten, oder den Engländern, die auch nicht spaßen, wie die Folge lehrte, in die Hände. In dieser allgemeinen Angst stellt einer der Begleiter ihm den Marinelieutenant Doret vor, der sich erbietet, ihn nach Nordamerika zu bringen. — Es lag auch in der That, nebst einem Kauffahrer, eine Brigg von dort im Hafen.

— Wie ist Ihr Plan, mein Freund? fragte ihn der Kaiser.

— Ihro Majestät besteigen den Kauffahrer, ich und die Meinigen die Brigg; wir ziehen die weiße Flagge auf, legen uns dem Engländer zur Seite, stecken ihn in Brand, fliegen in die Luft, und Sie erreichen frei das Weite.

— Wir gehen mit Ihnen, Camerad! rufe ich dem Seeoffiziere zu.

— Napoleon sah uns nach der Reihe an; dann sagte er:

— Bleiben Sie in Frankreich, Lieutenant Doret!...

— Dies war das einzige Mal, wo ich Napoleon gerührt gesehen. — Er machte ein Entlassungszeichen mit der Hand und ging in's Haus. — Dann sah ich ihn im Augenblicke seiner Einschiffung und seiner Ankunft bei dem Engländer. Für uns war er verloren! — Freunde! was ist Euer Kummer gegen die Verzweiflung derer, die den großen Kaiser liebten und ihm nahe standen!....

— Wo haben Sie die Dose! fragte die Gräberin hastig.

— In Grenoble, in einer Capsel wohlverwahrt.

— Ich muß sie sehen, muß berühren, was er so oft in seiner Hand gehabt!...

— In seiner mächtigen Hand!....

— Ist's denn wahr, daß er gestorben? fragte sie. Ists' denn möglich?

— Nur zu wahr, mein Kind!..

— Ich war im Jahr 1815 noch so klein, daß ich bei seinem Durchzuge durch Grenoble fast erdrückt worden wäre und nichts als seinen Hut erkennen konnte.

— Der Kaffee schmeckt vortrefflich. Nun, Hadrian, ich denke, es wird Dir hier gefallen, zumal wenn unsere liebe Wirthin Dir erlaubt, sie zu besuchen?

Der Knabe schwieg; es schien, als wage er nicht, die Gräberin anzusehen. Benassis aber verlor ihn nicht aus dem Gesicht, um, was in ihm vorging, zu ergründen. Dann sagte er, zum Rittmeister gewendet:

— Verlassen Sie sich darauf, er wird sie nicht vernachlässigen. — Doch jezt ist's Zeit, uns auf den Weg zu machen; mir steht ein langer Ritt bevor. Derweile richten Sie sich Beide bei mir ein.

— Sie gehen doch mit uns? fragte Genestas die Gräberin.

— Gerne! ich habe auch mit Margret mancherlei zu reden.

Hiernach begaben sie sich zusammen auf den Weg, und die Gräberin, durch die Gesellschaft aufgeheitert, führte sie durch des Waldes Dickigt in des Doctors Haus.

— Von Sich, Herr Offizier, hub sie nach kurzer Pause an, haben Sie noch nichts erzählt. Ich bitte, lassen Sie mich ein selbsterlebtes Abenteuer hören! Ich lasse mir zwar gern von Napoleon erzählen, doch stimmt's mich immer gar zu traurig.

— Sie hat recht, mein Freund! Drum geben Sie uns aus Ihrem reichen Kriegsleben ein lustiges Stückchen unterwegs zum besten!

— Wüßte ich nur ein's! — Auch darin ist mir's schlechter als tausend Andern ergangen, daß mir kein Scherz begegnet, geschweige denn gelungen. — Doch eines entsinne ich mich: im Jahr 1805 war ich als Unterlieutenant mit bei Austerlitz. Vor der Einnahme Ulms hatten wir, unter Mürats Befehlen, mehrere Reitergefechte zu bestehen und sezten uns bei der Gelegenheit auf schönen Edelhöfen fest. Das Regiment, bei dem ich stand, saß eines Abends im Garten eines Schlosses ab, worin eine junge, schöne Gräfin einsam wohnte. Um der Plünderung zu wehren, eilte ich in's Schloß und finde bereits die Gräfin der Mishandlung eines Betrunkenen ausgesezt, den ich zwar niederstoße, doch unglücklicherweise auch zugleich einen großen Spiegel, der im Saale hing, mit meinem Säbel sprengte. Die Gräfin schreiet laut auf; ihre Leute eilen zu Hülfe und wollen mir zu Leibe, so daß die Herrin kaum noch Zeit hat, zu bedeuten, daß ich ihr Retter sey. Darauf ziehen sie sich zurück; die Gräfin aber giebt mir ihr fein gesticktes Taschentuch, das ich noch aufbewahre, bietet ihr Schloß als Zufluchtsort mir an, bittet, wenn mich Unglück treffen sollte, auf sie wie eine Schwester und ergebene Freundin stets zu rechnen, mit einem Worte, läßt mir nichts zu wünschen übrig. — Wir sezten uns zu Tiche, ich und die Gräfin, die blühend schön war wie der Frühling, dabei einschmeichelnd wie ein Käzchen. Tags darauf war ich zum rasend werden verliebt; es hieß jedoch — marschiren; — Das Taschentuch war Alles was ich mitnahm! Es ging zur Schlacht; ich wünschte mir eine rasche Kugel durch den Arm, wünschte mich zur schönen Gräfin hin, von ihr verbunden, gestreichelt und gehätschelt! Doch keine Kugel, wie sehr ich sie auch suchte, wollte treffen; ich kam mit heiler Haut davon; die Gräfin war für mich verloren, — es hieß — marschiren! —

Sie waren kaum zu Hause angekommen, als Benassis eiligst fortritt. Zurückgekehrt, fand er bereits Alles zu der Aufnahme Hadrian's in dem bewußten Zimmer Gravier's durch die geschäftigte Margret eingerichtet; und diese gerieth in nicht geringes Staunen, ja, völlig außer Fassung, als der Hausherr in gebieterischem Tone, der keine Widerrede zuließ, ihr befahl, ein leichtes Gurtenbett in seiner eigenen Stube für den Knaben aufzuschlagen.

Genesias aber kehrte nach dem Mittagsessen voll Zuversicht zur baldigen Genesung seines Sohnes, in seine Garnison zurück.

XXXI.

Der Tod des Gerechten.

Das Gedächtniß der Gerechten bleibet in Segen.
Spr. Sal. 10. 7.

In den ersten Tagen des December, nachdem er ungefehr ein halbes Jahr zuvor seinen Sohn dem Arzte übergeben, ward Genestas Oberstlieutenant und als solcher nach Poitiers versezt. Er war so eben im Begriff, Benassis diese Veränderung zu melden, als dieser ihm die völlige Wiederherstellung Hadrian's in folgenden Zeilen schrieb:

— „Ihr Sohn ist groß und stark geworden, befindet sich vortrefflich und hat bei Butifer zum guten Schüzen, zum unermüdeten Fußgänger und tüchtigen Reiter es gebracht. Aus dem Schwächling ist ein starker Mann geworden, der festen stolzen Blickes um sich schaut. Des Arztes Sorge ist gehoben; die nächste liegt dem Vater ob.“

— Schon recht, mein edler Freund! sprach Genestas bei sich selbst, indem er auf dem Wege zum Abschiedsschmause, den seine Offiziere ihm bereitet, den inhaltreichen Brief bedachte. Doch ohne Deinen Rath nehme ich fortan mit Hadrian nichts vor.

Als er spät Abends wieder heimkam, fand er ein Schreiben vor, das, wie sein Diener sagte, ein Bote überbrachte, der lange auf Antwort dort gewartet. Des Sohnes Handschrift, troz des kleinen Rausches, den er spürte, leicht erkennend und überzeugt, es handle sich etwa um Geld, um eine Flinte, ein Pferd oder irgend ein anderes Begehren, das jezt nicht auszuführen sey, ließ er den Brief in Gottes Namen liegen; und erst am andern Morgen, nachdem des Festes Saus und Braus verflogen war, erbrach er ihn und las:

— „Mein lieber Vater!"

— Sagt' ich's nicht? — ich kenne meinen Schelm! Er schmeichelt nur, wenn er begehrlich ist....

Dann fuhr er fort:

— „Unser lieber Herr Benassis ist gestorben!"

Der Brief fiel ihm aus den Händen; und erst nach langer Pause nahm er ihn wieder auf und las:

— „Unser lieber Herr Benassis ist gestorben! „ein Unglück, das die allgemeinste Bestürzung und „bei uns eine um so größere Fassungslosigkeit erzeugt hat, je heiterer und scheinbar rüstiger der „Verstorbene noch den Abend vorher war. Zwei „Tage früher hatte er noch zu Pferde den ganzen „Kreis gemacht und im Vorgefühle seines nahen „Endes auch den entferntesten Kranken noch besucht, auch jedermann, der ihm begegnet, angeredet

„und ihm Lebewohl gesagt. Zur gewohnten Essens„zeit, um fünf Uhr Abends, kam er wieder. Margret „fand ihn ungewöhnlich roth aussehend, unterließ „jedoch, der Kälte wegen, ihm ein Fußbad zu be„reiten, welches er, bei starkem Blutandrang zum „Kopfe, sonst zu nehmen pflegte. Dies macht das „arme Mädchen sich zum Vorwurf. Uebrigens „war Benassis ungewöhnlich heiter und aß mit „starkem Appetit. Er lachte viel, was ich sonst nie „bemerkt. Gegen sieben Uhr Abends ward er noch „in einem dringenden Krankheitsfalle nach St. Lau„rent gerufen und sagte mir: es leidet keinen Auf„schub! Sonst reite ich nicht gern mit vollem Ma„gen, besonders wenn es kalt ist; es verursacht leicht „den Schlag. Demungeachtet ritt er fort. Gegen „neun Uhr brachte der Postbote Goguelat ein „Schreiben an den Doctor. — Margret, er„müdet von der Wäsche, legte sich nieder, indem sie „mir den Brief gebracht und mich gebeten hatte, „den Thee in des Herrn Stube zu bereiten. Ich „machte darauf im Saale die Lampe aus und ging „hinauf, um Benassis zu erwarten. — Auf dem „Briefe war der Stempel von Paris, die Hand„schrift der Adresse eine weibliche, was, in Bezug „auf das, was folgte, wichtig ist. Gegen zehn Uhr hörte „man den Hufschlag eines Pferdes. Benassis ritt ins „Thor und sagte zu dem Kutscher: ich bin arg durchgefro-

„ren und fühle mich krank! — Will Margret wecken, „sagte jener. — Nicht doch! rief Benassis und trat „zu mir ins Zimmer. — Der Thee ist fertig, „lieber Doctor! sagte ich. — Hab' Dank, mein „Hadrian! gab er mit jenem schönen Lächeln, das „Sie kennen, mir zur Antwort. — Es war sein „leztes Lächeln! Er riß die Binde sich vom Halse, „als wenn er sticken sollte, und sank erschöpft und „über Hize klagend in den Stuhl. — Hier ist ein „Brief an Sie. Er nimmmt ihn, liest die Auf„schrift und ruft aus: — o Gott! — Der Kopf „sank hintenüber; die Hände zitterten. Endlich stellte „er sich ein Licht zurecht und öffnete den Brief. — „Nach jenem schrecklichen Ausruf ließ ich ihn nicht „mehr aus den Augen und sah ihn, während er „las, wiederholt erröthen und in Thränen ausbre„chen. Plözlich stürzte er vorüber auf den Boden. „Ich hob ihn auf und fand ihn im Gesicht blau und „roth. Ich sterbe! stammelte er, indem er sich auf„zurichten suchte. Aderlassen.... Aderlassen..... „schrie er, meine Hand ergreifend. Den Brief... „ins Feuer, Hadrian!.. Er gab ihn mir; ich warf „ihn schnell ins helle Feuer des Camins. Darauf „rufe ich die Leute. Claus hört mich, stürzt herbei „und hilft mir den Kranken auf das Bett legen. „Dieser hatte schon Sprache und Gehör verloren! „Er sah uns, blickte um sich; doch kein Wort kam

„aus seinem Munde. Claus jagte davon, um den „Wundarzt Bordier zu holen. Dies brachte den „ganzen Flecken auf die Beine. Janvier und „Düfau *) kamen zuerst. Die arme Margret aber „fiel beim Aufstehen in Ohnmacht und mußte schleu„nigst wieder zu Bette gebracht werden. Bordiers „Versuche blieben fruchtlos. Unser aller Freund und „Wohlthäter war nicht mehr zu retten! Gicht und „Blutandrang bewirkten den Schlag. — ich habe „Ihnen Alles treu berichtet, lieber Vater, weil „ich weiß, wie viel Sie von dem Seligen gehalten! „Was mich betrifft, so bin ich tief betrübt: denn „wen hätte ich, nach Ihnen, mehr geliebt als un„sern guten Doctor? Was habe ich ihm nicht „Alles zu verdanken? wie viel durch seinen Um„gang nicht gelernt? — Der ganze Flecken, ja, „die ganze Umgegend beweint den edlen Mann. „Hof und Garten sind mit Menschen angefüllt, „die weinen und wehklagen und ihn noch sehen „wollen. Alle Arbeit stockt; Aller Muth ist ge„lähmt; man hört nur Herrn Benassis preisen. — „Die Beisezung der theuren Leiche in der Kirche „geschah durch die vier Aeltesten der Gemeinde „mit unsäglicher Anstrengung, da Tausende von

*) s. oben S. 1 u. 2.

„Menschen, wie bei feierlichen Prozessionen, knieend „den Weg versperrten. In der Kirche aber, die „gleichfalls von Menschen überfüllt war, herrschte „tiefe Stille; man hörte nur das Schluchzen der „Gemeinde, die Sterbeglocke und den Grabgesang. „Doch als der Zug sich zu dem neuen Kirchhof „in Bewegung sezte, den der edle Mann erst „jüngst geschenkt und nicht geahnt hat, er selber „werde ihn, als erste Leiche, weihen, brach Alles „in laute Klagen aus. Selbst der Geistliche sprach „schluchzend sein Gebet. Die Einsenkung erfolgte. „Spät Abends ward die Trauerstätte leer; doch „schon den nächsten frühen Morgen waren Gon„drin, Goguelat, Butifer, der Flurschüz, und eine „Menge anderer Leute am Grabe beschäftigt, eine „Pyramide zu errichten und mit Rasen zu bele„gen, wozu jedermann seinen Beitrag liefert. — „So, lieber Vater, sieht es hier jezt aus! — Im „Arbeitstische des Verklärten hat Herr Düfau ein „offenes Testament gefunden. Die darin nieder„gelegten leztwilligen Bestimmungen haben die „allgemeine Liebe zu dem theuren Todten und „die aufrichtige Trauer um ihn, wenn möglich, „noch vermehrt. — Durch Butifer, den Ueber„bringer dieses, erwarte ich, lieber Vater, was Sie „über mich beschließen werden: ob Sie von hier „mich holen wollen oder ich zu Ihnen nach Gre=

„noble kommen soll? Was Sie befehlen, ist mir „recht. Leben Sie wohl, mein Vater, und bleiben „von der Liebe Ihres treuen Sohnes versichert.“

„Hadrian Genestas.“

— Hin zu ihm! rief der Oberstlieutenant, ließ satteln und saß auf.

XXXII.

Das Grab.

In der Erde, wo die Blumen keimen,
Baut der Mensch das lezte dunkle Haus;
Harmlos, wie einst unter ihren Bäumen,
Ruhen dort die müden Pilger aus.

Es war ein kalter, neblichter, Decembermorgen; stumm und leblos rings umher; an jedem falben Blatte hing ein eisig-schwerer Tropfen, beweinend die verblühete Natur.

So war's Genestas eben recht, dem Auge und Herz von Kummer überflossen.

Wie reich bevölkert auch das schöne Thal da lag, es schien, nach des Benassis Tode, ihm öde und verwaist; in jeder düsteren Bergschlucht sah er ein offenes Grab, im dunklen Fichtenwalde der Landestrauer Bild. Wie aber ward ihm, als er der Gräberin Haus mit festverschlossener Thür und vorgeschobenen Fensterläden fand! Er bog beklommenen Herzens in die große Pappelstraße ein. Dort traf er den alten Arbeitsmann Moreau *), müßig im Sonntagskleide schlendernd.

---

*) s. oben Thl. I. S. 105.

— He, Moreau, kennt Ihr mich?

— Ei, ja doch, Herr! was wollte ich den Freund unsers seligen Herrn Maire nicht kennen! Doch sagen Sie, warum hat ihn, der unser Aller Freund war, warum nicht lieber mich alten Krüppel der liebe Gott von hier genommen?

— Wie kommt's denn, daß der Gräberin Haus verschlossen ist?

Der Alte zuckte die Achseln, sah gen Himmel und fragte: Wie weit ist's an der Zeit? Man sieht nichts von der Sonne....

— Es ist zehn Uhr.

— Dann wird sie in der Kirche oder auf dem Gottesacker seyn. Dorthin sieht man sie täglich gehen; auch hat der Selige ihr fünfhundert Thaler Rente und das Haus auf Lebenszeit vermacht. Sie ist untröstlich über seinen Tod.

Am Eingange in den Flecken hielt Genestas still, Gondrin und Goguelat bemerkend, die, mit Hacken und Schaufeln auf den Armen, des Weges herkamen.

— Nun, Cameraden, rief er ihnen entgegen, wir haben unsern Wohlthäter verloren!....

— Nichts davon, mein Oberster, erwiederte Goguelat in finsterem Tone. Dies Unglück läßt sich nicht verwinden; uns bleibt nur noch, sein Grab mit Rasen auszuschmücken!

— Welch ein Mann war das! wie viel läßt sich von dem erzählen! fiel Genestas ein.

— Ja, wahrlich! sagte Goguelat, die Schlachten abgerechnet, war's der Napoleon unsers Thals.

Beim Pfarrhause angekommen, fand Genestas Butifer und Hadrian im Gespräche mit Janwier, der aus der Kirche kam. Er stieg ab, Butifer sprang herbei, das Pferd zu halten, und Hadrian stürzte dem gerührten Vater um den Hals.

— Mein Hadrian! wie bist Du groß und stark geworden, Dank sey unserm guten, seligen Freunde und Deinem braven Führer Butifer!

— Ich habe eine Bitte an Sie, Herr Oberster. Nehmen Sie mich in Ihrem Regimente an! Seit Herr Benassis todt ist, fürchte ich für mich. Es war ja immer auch sein Wunsch! daß ich Soldat werden möchte, drum thue ich's gern, wenn Sie nur Nachsicht mit mir haben...

— Topp, mein Junge! rief Genestas; und beide Männer drückten sich die Hand, ich sorge für Dich!

— Guten Tag, Herr Pfarrer!

— Mein Herr Oberster! in welcher Trauer sehen wir uns wieder, und welcher unersezliche Verlust hat uns getroffen! Er war uns Allen ja ein guter Engel! Gottlob! sein Ende war schmerzlos. Leicht haben sich die Bande, die ihn zum Wohlthun an die Erde fesselten, gelöst!

— Begleiten Sie mich zum Kirchhof, lieber

Pfarrer, ich möchte gern auf seinem Grabe von ihm scheiden...

Beide gingen, von Benassis redend, fort; und Hadrian nebst Butifer folgten langsam ihnen nach.

Ins Freie gekommen, fiel dem Oberstlieutenant jenseits des kleinen Sees ein steinigtes, von einer Mauer eingefaßtes Feld am Fuße eines Hügels in die Augen.

— Dies ist der Kirchhof, sagte Janvier. Vor drei Monaten erwirkte der Verstorbene die heilsame Verordnung, daß kein Begräbnisplaz mehr bei der Kirche seyn, sondern in gehöriger Entfernung von den Wohnungen angelegt werden solle, und schenkte der Gemeine dieses Feld, er, der jezt schon selbst, der Erste, darin ruhet! Heute kommt ein Kind hinzu. Unschuld und Tugend also wurden hier zuerst begraben! Wohl mögen Beide im Tode ihren Lohn finden! Und wohl mag für uns Alle Gottes früher Ruf zweier Guten eine ernste Lehre seyn! — Sehen Sie dort das einfache Denkmal, das wir ihm errichtet!

Eine Pyramide, etwa zwanzig Fuß hoch, war von Erde aufgerichtet und mit Rasen ausgelegt, jedoch noch unvollendet; daneben große Steine, die einem roh aus Tannenholz geschnizten Kreuze zur Unterlage dienten.

Des Kreuzes Inschrift lautete:

Hier ruhet
in Gott
der edle Herr Benassis,
der
Unser Aller Vater
war!

Dort saß die Gräberin und weinte.

Genestas trat schweigend zu dem Hügel, näherte sich der Gräberin, die ihr Gesicht verhüllte, und sagte dann dem Geistlichen:

— Sobald ich meinen Abschied habe, beschließe ich hier bei Ihnen meine Tage.

(Ende des zweiten und lezten Theils.)

Berlin, gedruckt bei A. W. Hayn.

Druckfehler des zweiten Bandes.

S. 45 Z. 1 v. o. steht Edel statt Edle.
" " " 7 v. u. " tausenden statt tausend.
" 49 " 3 v. o. " Duzend statt duzend.
" 54 " 9 v. u. " allzuleich statt allzuleicht.
" 72 " 4 v. o. " auch statt auf.
" 77 " 10 v. u. " beredete statt beredte.
" 92 im Motto Z. 2 steht noch statt doch.
" 95 Z. 1 v. u. steht davon statt dann.
" 130 " 2 v. o. " sprengte statt sprenge.
" 130 " 12 v. o. " Tiche statt Tische.
" 134 " 10 v. u. " indem statt nachdem.

FSC
www.fsc.org
MIX
Papier | Fördert gute Waldnutzung
FSC® C083411

Zeitfracht Medien GmbH
Ferdinand-Jühlke-Straße 7
99095 Erfurt, Deutschland
produktsicherheit@kolibri360.de